Dr. med. Christoph Pies

FOKUS PROSTATA

Dr. med. Christoph Pies

FOKUS PROSTATA

Antworten zu

- Prävention
- Behandlung
- Heilung

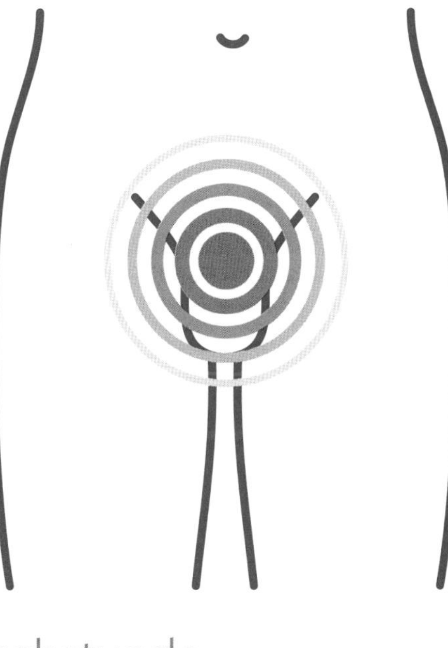

herbig sprechstunde

Bildnachweis
Mit 9 Illustrationen von Ulrike Vohla, Grafikdesign Storch, Rosenheim, unter Verwendung von Vorlagen von shutterstock.

Impressum

Umschlaggestaltung von STUDIO LZ, Stuttgart, unter Verwendung eines Motivs von shutterstock.

Unser gesamtes Programm finden Sie unter **kosmos.de/herbig**.

Christoph Pies im Internet: www.doc-pies.de

Gedruckt auf chlorfrei gebleichtem Papier

FSC www.fsc.org MIX Papier aus verantwortungsvollen Quellen FSC® C015829

ISBN 978-3-96859-027-1
Projektleitung: Nicole Janke
Redaktion: Christine Gerstacker, München
Gestaltungskonzept, Gestaltung und Satz: DOPPELPUNKT, Stuttgart
Produktion: Hanna Schindehütte
Reproduktionen: Heartwork Media, Frank Kreyssig, Germering
Druck und Bindung: Printer Trento
Printed in Italy / Imprimé en Italie

INHALT

VORWORT

Liebe Leser! Sollten Sie männlich und über 50 Jahre alt sein, so werden Sie sich in diesem Buch mit großer Sicherheit wiederfinden. Denn es geht um die Prostata. Beschwerden durch dieses Organ sind so weit verbreitet, dass sie zweifellos als Volkskrankheit gelten können. Und wer Prostataprobleme hat, dem stellen sich viele Fragen. Fast 200 dieser Fragen habe ich genau so, wie sie mir tagtäglich in der Sprechstunde gestellt werden, in diesem Buch zusammengetragen. Ziel ist es, das Wissen zur Prostata nach aktuellster Studienlage kompakt und in leicht verständlicher Frage-Antwort-Form wiederzugeben. Die wichtigsten Punkte habe ich in übersichtlichen Infokästen zusammengefasst. Der Bogen spannt sich von den Ursachen und ersten Anzeichen über die Diagnose- und Therapieverfahren bis hin zu den Möglichkeiten, selbst vorbeugend aktiv zu werden. Wir sprechen dabei sowohl über gutartige als auch bösartige Veränderungen. Und das verbunden mit einer guten Botschaft: Gegen Prostatabeschwerden kann fast immer etwas getan werden. Nur ein informierter Patient, der sich seinen Beschwerden stellt, kann sich aktiv um eine erfolgreiche Behandlung kümmern. Und dabei möchte ich Ihnen helfen. Die vorliegende Ausgabe spiegelt das aktuellste Wissen vom Anfang des Jahres 2021 wider.

Mein besonderer Dank geht an dieser Stelle an Frau Nicole Janke vom Kosmos-Verlag für die Organisation, an Frau Christine Gerstacker für das Lektorat sowie an Herrn Dr. Michael Glock für die fachliche Beratung.

Nun, liebe Leser, wünsche ich Ihnen eine anregende und gewinnbringende Lektüre.

Ihr Dr. med. Christoph Pies

FOKUS PROSTATA: GRUNDLAGEN

1

1 Was ist eigentlich die Prostata und wo liegt sie?

Die Prostata gehört zu den inneren Geschlechtsorganen des Mannes. Sie wird auch als Vorsteherdrüse bezeichnet, was gleichzeitig ihre Lage und Funktion beschreibt. »Drüse«, weil sie einen Teil der Samenflüssigkeit produziert. »Vorsteher«, weil sie direkt am Ausgang der Harnblase liegt. Dort umschließt sie ringförmig die Harnröhre. Hinter ihr befinden sich die beiden Samenblasen und der Enddarm, vor ihr das knöcherne Schambein. Ihre Größe und Form entspricht etwa der einer Kastanie. Eine normale Prostata hat ein Gewicht von 20–30 Gramm.

2 Wie ist die Prostata aufgebaut?

Innen besteht die Prostata aus vielen einzelnen Drüsen, die in Bindegewebe und Muskelzellen eingebettet sind. Die Drüsen münden am Samenhügel in die Harnröhre. Dort vereinen sie sich mit den Ausführungsgängen aus den Samenblasen sowie mit den Samenleitern, welche die Spermien aus den Nebenhoden transportieren. Die Harnröhre verläuft mitten durch die Prostata hindurch. Am Eingang von der Harnblase in die Prostata befindet sich der innere Schließmuskel, der den Samenerguss koordiniert. Am Ausgang von der Prostata in die Harnröhre befindet sich der äußere Schließmuskel, der für die Urinkontrolle zuständig ist.

Die Prostata besteht aus zwei Seitenlappen. Das Ge-

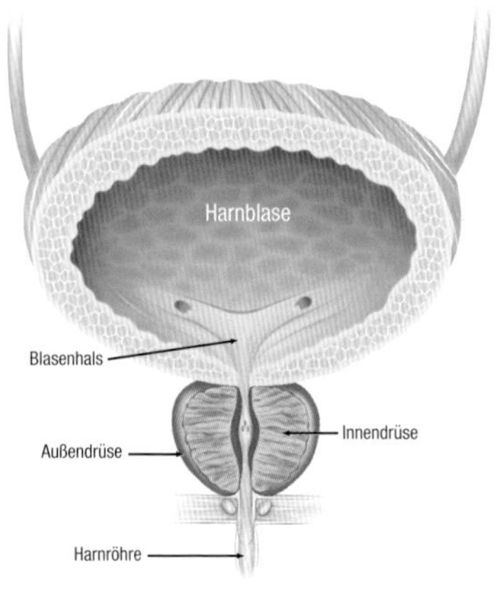

1a Lage der Prostata, Frontalansicht

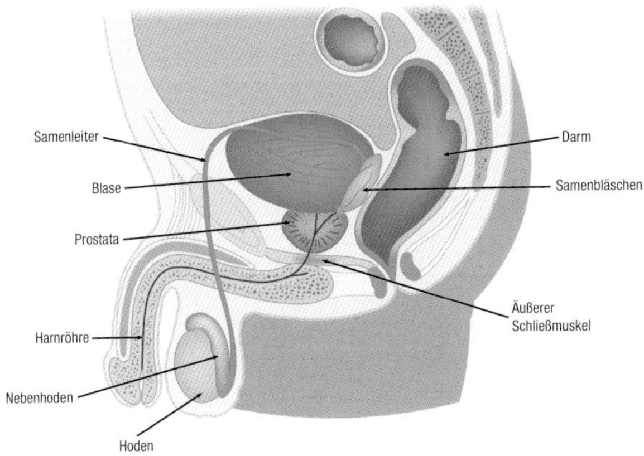

1b Lage der Prostata, Seitenansicht

webe lässt sich in verschiedene Zonen unterteilen (siehe Abbildung 2). Die meisten Drüsen liegen in der Übergangszone, welche die Harnröhre umschließt. Dies ist wichtig zu wissen, da dieses Drüsengewebe im höheren Lebensalter zu einer gutartigen Vermehrung neigt. Dann kann es die Harnröhre einengen und Probleme beim Wasserlassen verursachen. Bösartige Veränderungen entwickeln sich hingegen meistens in der Außenzone, die vom After her abgetastet werden kann. Die Prostata ist empfindlich, weil sie mit vielen Nerven versorgt wird. Direkt neben der Prostata verlaufen feine Nervenäste zum Penis, die für die Erektion verantwortlich sind (sogenanntes »Gefäß-Nerven-Bündel«).

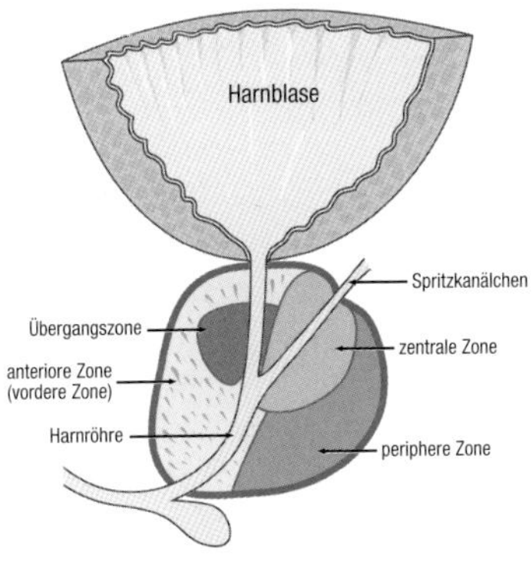

2 Zoneneinteilung der Prostata

3 Wozu ist die Prostata gut?

Die Prostata produziert einen Teil der Samenflüssigkeit. Ihr Sekret ist wichtig für die Funktion der Spermien und somit für die Fortpflanzung. Beim Samenerguss ziehen sich die Muskelzellen in der Prostata reflexartig zusammen und pressen die Flüssigkeit in die Harnröhre. Dort vermischt diese sich mit den Spermien aus den Samenleitern und dem Sekret der Samenblasen. Dieser Vorgang des Samenausstoßes heißt Ejakulation. Die Prostata sorgt dabei durch Verschluss des inneren Schließmuskels dafür, dass die Samenflüssigkeit nicht nach oben in die Harnblase gelangen kann.

4 Wie genau setzt sich das Ejakulat zusammen?

Bei einem Samenerguss werden 2–5 ml Sperma ausgestoßen. Der größte Anteil der Samenflüssigkeit kommt dabei aus den Samenblasen. Diese produzieren ein alkalisches Sekret zum Schutz der Spermien im sauren Milieu der Scheide. Aus den Samenblasen kommt auch das Eiweiß Semenogelin, das die Spermien in ein schützendes Gelkissen einhüllt. Weiterhin enthält die Samenflüssigkeit Nährstoffe wie Fruktose, Vitamine, Aminosäuren und Zink. Das milchig-trübe, dünnflüssige und leicht saure Sekret aus der Prostata macht etwa ein Drittel der Spermamenge aus. Es erweckt die Spermien aus der sogenannten Säurestarre, in der sie in den Nebenhoden konserviert waren. Der Inhaltsstoff Spermin schützt die Erbinformation (DNA) der Spermien. Enthaltene Prostaglandine verstärken den weiblichen Orgasmus durch Auslösung von Muskelkontraktionen. Weiterhin findet man in der Samenflüssigkeit Zitronensäure als Schutz gegen Bakterien und das prostataspezifische Antigen (PSA). Dieses Enzym dient der Verflüssigung des Ejakulats, indem es das oben genannte Semenogelin wieder aufspaltet. PSA wird häufig als Risikomarker für Prostatakrebs benutzt (siehe Fragen 24 und 86).

GUTARTIGE PROSTATA-VERGRÖSSERUNG

2

5 Warum wächst die Prostata überhaupt?

Im Reifungsprozess des Mannes durchläuft die Prostata zwei Wachstumsperioden. Die erste tritt sehr früh, in der Pubertät, auf, wobei die Prostata etwa ihre Größe verdoppelt. Die zweite Wachstumsphase beginnt schon um das 25. Lebensjahr herum und hält dann für den Rest des Lebens an. Bei einigen Männern wächst die Prostata dabei auf ein Vielfaches ihrer Ausgangsgröße an. Die Ursachen sind nicht vollständig erforscht, aber wohl auf hormoneller Ebene zu finden, denn Männer mit schweren Hodenschäden in jungen Jahren entwickeln später keine Vergrößerung. Die entscheidende Rolle spielt dabei die aktive Unterform von Testosteron, das Dihydrotestosteron (DHT). Auch wenn mit dem Alter der Gesamt-Testosteronspiegel tendenziell etwas abnimmt, produzieren ältere Männer vermehrt DHT, was die Prostatazellen zum Wachstum stimuliert. Weiterhin kommt es mit zunehmendem Alter zu einem Missverhältnis zwischen Testosteron und Östrogen, einem weiblichen Hormon. Dieser höhere Östrogenanteil gibt ebenfalls einen Wachstumsimpuls für die Prostatazellen. Studien haben zudem Übergewicht und mangelnde körperliche Betätigung als mögliche Risikofaktoren offengelegt. Auch Potenzstörungen und eine Prostatavergrößerung scheinen sich gegenseitig zu bedingen. Die zugrunde liegenden Mechanismen sind noch unklar.

6 Wie häufig ist eine Prostatavergrößerung?

Sehr häufig! Der Prozentanteil der betroffenen Männer entspricht etwa dem Lebensalter, also 50 % der 50-Jährigen und 60 % der 60-Jährigen usw. Die Größe alleine ist noch nicht gleichzusetzen mit einer Erkrankung der Prostata. Neben der Prostatagröße nehmen aber oft auch die Beschwerden mit dem Alter zu. Etwa jeder dritte Mann über 50 entwickelt in seinem Leben kontroll- oder behandlungsbedürftige Prostatabeschwerden. Einige Männer mit nur leicht vergrößerter Prostata können deutliche Symptome aufweisen, während andere Männer mit sehr vergrößerter Prostata nur geringfügige Probleme haben können. Daher müssen wir an dieser Stelle einige Begrifflichkeiten klarstellen.

Begriffe zur gutartigen Prostatavergrößerung

Miktion: Fachbegriff für Wasserlassen
BPE (engl. benign prostatic enlargement): gutartige Prostatavergrößerung, die nicht zwingend zu Beschwerden führen muss
BPO (Benigne Prostataobstruktion): Prostatavergrößerung mit Harnabflussstörung
BPH (Benigne Prostatahyperplasie): gutartige Vermehrung von Prostatazellen. Dies ist eine Diagnose, die eigentlich nur durch eine Gewebeuntersuchung gestellt werden kann. Dennoch wird der Begriff häufig für jede Art von Prostatavergrößerung verwendet.
BPS (Benignes Prostatasyndrom) wäre die genaue und offizielle medizinische Bezeichnung für eine Prostatavergrößerung mit Beschwerden. Einigen wir uns in diesem Buch aber auf den neutralen und verständlichen Begriff »Prostatavergrößerung«.
LUTS (engl. lower urinary tract symptoms): Symptome des unteren Harntraktes. Neben Prostataproblemen können auch Veränderungen der Harnblase, Nervenerkrankungen und Nebenwirkungen von Medikamenten ähnliche Symptome auslösen.

7 Wie ist der »normale« Verlauf der Symptomatik bei Prostatavergrößerung?

Die Schwere der Symptome einer Prostatavergrößerung kann im Verlauf variieren. Bei einigen Männern stabilisieren sich die Symptome, und bei bis zu einem Drittel können sie sich sogar bessern. Meist jedoch kommt es im Laufe der Zeit zu einer kontinuierlichen Zunahme der Beschwerden. Oft genügen hier Verhaltensempfehlungen und kontrolliertes Zuwarten. Nur etwa jeder fünfte Mann mit einer Prostatavergrößerung muss medikamentös behandelt und davon wiederum nur jeder Zehnte letztlich operiert werden.

8 Ist eine Prostatavergrößerung eine Vorstufe von Krebs?

Nein! Eine gutartige Vergrößerung und bösartige Veränderungen sind zwei Erkrankungen mit ganz unterschiedlichen Ursachen.

9 Kann eine Prostatavergrößerung erblich bedingt sein?

Offenbar! Ein einzelnes Gen, das für die Prostatavergrößerung verantwortlich sein könnte, ist nicht bekannt. Aber es existiert eine familiäre Veranlagung. Wenn man nahe Verwandte (Vater, Großvater) mit gutartiger Prostatavergrößerung hat, so steigt das eigene Erkrankungsrisiko. Insbesondere Männer mit einem frühen Symptombeginn und einem sehr großen Prostatavolumen haben rückblickend häufiger eine familiäre Vorgeschichte. Bei eineiigen Zwillingen liegt das Risiko für den Bruder des Betroffenen um 25 % höher als in der Vergleichsbevölkerung.

10 Spielen Stoffwechselerkrankungen eine Rolle?

Wahrscheinlich! Es gibt den Erkrankungskomplex »Metabolisches Syndrom«, bestehend aus Übergewicht, Zuckerkrankheit (Diabetes mellitus), einer Fettstoffwechselstörung sowie Bluthochdruck. Einige Untersuchungen fanden einen Zusammenhang mit der Prostatavergrößerung, andere nicht. Zumindest Übergewicht kann über mehrere Wirkmechanismen als Risikofaktor sowohl für eine Prostatavergrößerung als auch für Prostatakrebs gelten (siehe Frage 74). Fast die Hälfte aller Männer über 50 haben einen erhöhten Bauchumfang. Im Fettgewebe wird dann das männliche Testosteron in das weibliche Östrogen umgewandelt. Auch Bewegungsmangel erhöht das Risiko.

11 Kann ich also mit Ernährung Einfluss auf die Prostatavergrößerung nehmen?

Das ist noch unklar! Es gibt keine spezielle Prostata-Diät bei gutartiger Vergrößerung, die auf wissenschaftlichen Daten basieren würde. Zur Vorbeugung von Prostatakrebs können aber zumindest Empfehlungen ausgesprochen werden (siehe Frage 78). Wenn Sie diese auch für die gutartige Vergrößerung anwenden, machen Sie nichts falsch.

Wissen aus der Praxis

Man könnte es auf diesen einfachen Nenner bringen: »Je größer der Bauchumfang, umso größer die Prostata!« Dementsprechend zeigte eine große epidemiologische Studie, dass eine Ernährung mit wenig Fett und rotem Fleisch, aber viel Eiweiß und Gemüse das Risiko von Symptomen einer Prostatavergrößerung verringern kann. Sogar ein moderater Alkoholkonsum von einem Glas Wein oder einem Bier pro Tag hat offenbar einen schützenden Effekt, ohne dass man die genauen Wirkmechanismen dahinter kennen würde. Eine Empfehlung möchte ich aus dieser Erkenntnis jedoch nicht ableiten.

12 Welche Symptome verursacht eine Prostatavergrößerung?

Aufgrund einer Einengung der Harnröhre durch die vergrößerte Prostata muss der Blasenmuskel bei der Entleerung der Harnblase dauerhaft gegen verstärkten Widerstand arbeiten. Dies kann einerseits zu Problemen bei der Urinspeicherung (irritative Reizsymptome), andererseits zu einer erschwerten Blasenentleerung führen (obstruktive Entleerungssymptome).

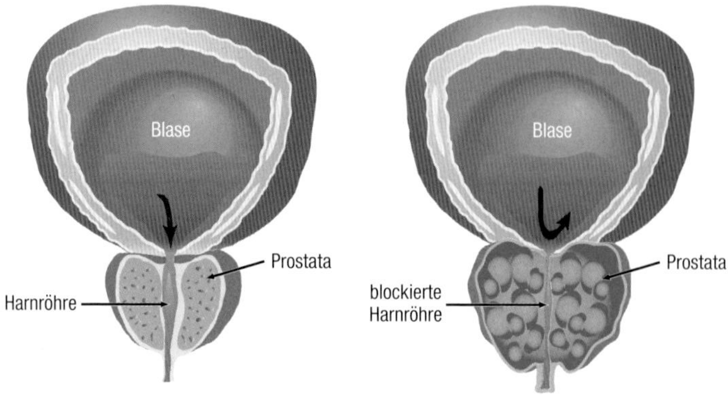

3 Mechanische Obstruktion der Harnröhre durch eine Prostatavergrößerung

13 Was sind typische Reizsymptome?

Symptome einer Reizblase sind ein häufiger und oft unwiderstehlicher Harndrang mit kleineren Urinportionen sowohl am Tag als auch in der Nacht. Als normal gelten sieben bis acht Entleerungen am Tag und maximal einmal nachts. Zwei oder mehr nächtliche Toilettengänge gelten als auffällig.

14 Was sind typische Entleerungssymptome?

Durch die »Verstopfung« des Blasenausgangs kommt es zu einer Startverzögerung beim Wasserlassen, oft unter Zuhilfenahme der Bauchpresse. Der Harnstrahl wird schwach, manchmal mit Unterbrechungen und am Ende mit Nachträufeln. Die Blasenentleerung dauert meist länger als eine Minute und erfolgt in mehreren Portionen. Viele Männer berichten von einem Gefühl, die Blase nicht vollständig entleeren zu können.

15 Kann auch Blut im Urin auftreten?

Ja! Es besteht eine erhöhte Anfälligkeit für Harnwegsinfektionen, die mit Blutbeimengungen einhergehen können. In diesem Fall besteht dann oft auch ein Brennen beim Wasserlassen. Bei unvollständiger Blasenentleerung können sich Blasensteine bilden, die an der Schleimhaut reiben und Blutungen verursachen können. Auch durch das Platzen einer größeren gestauten Vene auf der Prostata kann eine plötzliche schmerzlose Blutung auftreten. In jeder dieser Situationen ist eine weitere urologische Abklärung erforderlich, insbesondere, um einen Blasentumor als Blutungsursache auszuschließen.

16 Kann auch etwas ganz anderes hinter den Symptomen stecken?

Ja! Die Liste möglicher Krankheiten, die ähnliche Beschwerden beim Wasserlassen auslösen können, ist lang. Es ist Aufgabe des Urologen, dies zu differenzieren. Dabei muss er in seinem Fachgebiet an Entzündungen oder bösartige Veränderungen von Prostata oder Harnblase denken. Einengungen im Bereich der Harnröhre durch Narben können für eine Harnstrahlabschwächung sorgen. Auf internistischem Gebiet ist es oft eine Zuckerkrankheit, die eine unruhige Blase bedingt. Bei Herzschwäche kommt es tagsüber zu Wassereinlagerungen in den Beinen und nachts in liegender Position nachfolgend zu einer vermehrten Urinproduktion. Nervenfehlsteuerungen durch Bandscheibenvorfälle oder eine Parkinson-Erkrankung sind ebenfalls häufig. Parkinson betrifft immerhin 2 % aller Männer über 65 Jahre.

17 Was ist ein Harnverhalt?

Ein Harnverhalt ist ein akuter Notfall mit starken Schmerzen. Aufgrund einer kompletten Blockade der Harnröhre oder einer Überdehnung des Blasenmuskels kann kein Urin mehr abgegeben werden. Die Blase muss dann vorübergehend über einen Harnröhrenkatheter entleert werden. Eine solche Situation entsteht oft nach reichlichem Genuss kalter oder alkoholhaltiger Getränke oder wenn nicht unmittelbar eine Toilette zur Verfügung steht, beispielsweise auf Flugreisen. Auch Medikamente oder eine Darmverstopfung können die Blasenentleerung so hemmen, dass ein Harnverhalt entsteht.

18 Was ist eine Überlaufblase?

Eine Überlaufblase ist sozusagen die chronische Form des Harnverhalts, jedoch meist ohne Schmerzen. Dabei wird der Blasenmuskel dauerhaft überdehnt, und der Mann kann nur sehr geringe Urinmengen zur Toilette bringen. Die Harnblase bleibt ständig voll, bis sie schließlich überläuft. Es kommt zu einem unwillkürlichen tropfenweisen Urinabgang. Viele Männer denken dann zunächst irrtümlicherweise an eine Inkontinenz durch Schließmuskelschwäche.

19 Gibt es Spätfolgen, wenn man nicht rechtzeitig behandelt?

Ja! Die Blasenmuskulatur kann sich über Monate und Jahre strukturell verändern. Dabei wird die Blasenwand dicker und bildet kräftige Muskelstränge aus (»Balkenblase«). In der Blase und in den Aussackungen zwischen den Muskelbalken (»Pseudodivertikel«) kann sich Urin sammeln. Dies wiederum kann Entzündungen und Blasensteinen Vorschub leisten, weil sich Keime im Restharn vermehren können. Im Extremfall staut sich der Urin bis zurück in die Nieren, die durch den Druck geschädigt werden können. Wenn dann Bakterien entlang der Harnleiter in die Nieren aufsteigen, kommt es zu heftigen Flankenschmerzen und hohem Fieber.

20 Hat eine vergrößerte Prostata Einfluss auf meine Sexualität?

Ja! Prostatavergrößerung und Potenzstörungen nehmen beide mit dem Alter an Häufigkeit zu. Mehrere große Studien konnten einen eindeutigen Zusammenhang nachweisen. Etwa jeder zweite Mann mit Problemen beim Wasserlassen hat auch sexuelle Funktionsstörungen und eine abnehmende sexuelle Aktivität. Und umgekehrt: Zwei von drei Männern mit Erektionsstörungen haben auch Miktionsbeschwerden. Der genaue ursächliche Zusammenhang ist nicht geklärt, aber es gibt gemeinsame Ansatzpunkte wie eine fehlende Entspannung der glatten Muskulatur und altersbezogene hormonelle Veränderungen. Mit zunehmendem Alter nimmt auch die Spermamenge ab. Bei mehr als einem Drittel aller Männer über 70 ist die Spermamenge reduziert, weil die vergrößerte Prostata die Ausführungsgänge der Drüsen teilweise abdrückt und bei Ejakulation für einen schlechteren Verschluss des Blasenhalses sorgt. Drei von vier Männern mit Problemen beim Wasserlassen haben einen schwächeren Spermaausstoß.

21 Wie wird die Prostata untersucht?

Zunächst erfolgt eine ausführliche Befragung zu den Beschwerden und der medizinischen Vorgeschichte. So kann bereits eine grobe Einordnung der Symptome und möglichen Ursachen vorgenommen werden. Dann folgt die körperliche Untersuchung inklusive eines Abtastens der Prostata vom After her. An weiteren Untersuchungen ist eine Urinanalyse zum Ausschluss einer Entzündung und zur Entdeckung von Blutbeimengungen im Urin notwendig. Im Ultraschall werden die Abflussverhältnisse der Nieren und der nach dem Wasserlassen in der Blase verbliebene Restharn gemessen. Wenn der Arzt es für notwendig hält, können mit einer speziellen Ultraschallsonde vom After her die Größe und die Gewebestruktur der Prostata beurteilt werden. Auf einer Spezialtoilette wird die Stärke des Harnstrahls gemessen (Uroflowmetrie) und – falls nötig – wird bei einer Blasenspiegelung mit einem sogenannten Zystoskop der gesamte Weg durch Harnröhre und Prostata bis in die Harnblase endoskopisch beurteilt. In besonderen Ausnahmefällen müssen durch eine Blasendruckmessung (Urodynamik) die Kraft der Blase und der Widerstand der Prostata gemessen werden. Eine detaillierte Aufklärung über die Vor- und Nachteile des PSA-Bluttests gehört zu einem sorgfältigen Abklärungsprogramm dazu. Der PSA-Wert kann zur Früherkennung von Prostatakrebs, aber auch zur Beurteilung eines Voranschreitens der Prostatavergrößerung eingesetzt werden (siehe Frage 24).

22 Wie kann ich mich selbst testen?

Es gibt einen standardisierten Fragebogen, der oft genutzt wird, um die Beschwerden und die Therapienotwendigkeit einzuschätzen und den Verlauf zu beurteilen. Damit können Sie sich auch selbst testen:

IPSS: Internationaler Prostata-Symptom-Score

Antwortmöglichkeiten je Frage:
0 = niemals
1 = seltener als in einem von fünf Fällen
2 = seltener als in der Hälfte aller Fälle
3 = ungefähr in der Hälfte aller Fälle
4 = in mehr als der Hälfte aller Fälle
5 = fast immer

Die Angaben beziehen sich auf die letzten vier Wochen.

- Wie oft hatten Sie das Gefühl, dass Ihre Blase nach dem Wasserlassen nicht ganz entleert war?
- Wie oft mussten Sie innerhalb von zwei Stunden ein zweites Mal Wasser lassen?
- Wie oft mussten Sie beim Wasserlassen mehrmals aufhören und wieder neu beginnen?
- Wie oft hatten Sie Schwierigkeiten, das Wasserlassen hinauszuzögern?
- Wie oft hatten Sie einen schwachen Strahl beim Wasserlassen?
- Wie oft mussten Sie pressen oder sich anstrengen, um mit dem Wasserlassen zu beginnen?
- Wie oft sind Sie im Durchschnitt nachts aufgestanden, um Wasser zu lassen?

Auswertung
0–7 Gesamtpunkte = leichtgradig symptomatisch
8–19 Gesamtpunkte = mittel- bzw. mäßiggradig symptomatisch
20–35 Gesamtpunkte = hochgradig symptomatisch

23 Was ist ein Miktionsprotokoll?

Zur Abgrenzung anderer möglicher Ursachen der Beschwerden (siehe Frage 16) ist es hilfreich, die Häufigkeit des Wasserlassens und die Menge der Urinausscheidung über 24 Stunden selbst zu protokollieren.

Wissen aus der Praxis

Bei einem Miktionsprotokoll misst man die Urinmenge pro Miktion in einem Messbecher und trägt diese in eine Zeittabelle ein. So erfährt man die Gesamturinmenge pro Tag, den Anteil der nächtlichen Urinproduktion, das Speichervermögen für eine einzelne Blasenentleerung und die Häufigkeit des Wasserlassens. Zur Orientierung hier die Normwerte: fünf bis acht Miktionen pro Tag, einmal pro Nacht, Einzelportionen um 250 ml. Die Tagesgesamtmenge sollte zwischen 1,5 und 2 Liter liegen, und die nächtliche Urinmenge sollte ein Drittel der Tagesgesamtmenge nicht überschreiten.

24 Was ist der PSA-Wert?

Das prostataspezifische Antigen, kurz PSA, ist ein Eiweiß, das in der Prostata gebildet wird und als Enzym zur Verflüssigung des Ejakulats nach dem Samenerguss dient. Im Blut von Männern mit einer gesunden und nicht vergrößerten Prostata wird nur sehr wenig PSA gefunden. Es gibt keinen strengen Normalwert. In die Beurteilung des Wertes fließen das Alter, der Ausgangswert bei der ersten Bestimmung, die Größe der Prostata und die Anstiegsgeschwindigkeit im Verlauf ein. Bei einer Prostatavergrößerung erscheint es logisch, dass eine größere Prostata mehr von diesem Eiweiß produziert als eine kleine Drüse. Als grobe Faustregel gilt 1 ng PSA/ml pro 10 g Prostatagewebe. Ein zweimal bestätigter Wert über 4 ng/ml sollte Anlass zu einer weiteren Abklärung geben. Ein anderer häufiger Grund für einen erhöhten PSA-Wert ist eine Entzündung der Prostata, die sogenannte Prostatitis. Jedoch muss immer auch ein Prostatakrebs (Karzinom) in Erwägung gezogen werden. Ein sehr hoher Wert oder ein schneller Anstieg des PSA-Spiegels könnten darauf hindeuten (siehe Fragen 86–94).

25 Wie wird der PSA-Wert bestimmt?

Über eine einfache Blutentnahme aus einer Armvene kann die Konzentration des PSA im Blut gemessen werden. Das Ergebnis wird in Nanogramm pro Milliliter (ng/ml) angegeben.

Wissen aus der Praxis

Man muss zur Blutentnahme nicht nüchtern erscheinen. Das Blut sollte abgenommen werden, bevor der Arzt die Prostata mit dem Finger untersucht. Auch nach einer Ejakulation kann der PSA-Spiegel für 24–48 Stunden erhöht sein. Demnach sollten Sie zwei Tage vor dem Test enthaltsam sein.

26 Wie läuft das Abtasten der Prostata ab?

Das Abtasten der Prostata vom After her, die sogenannte digitalrektale Untersuchung (DRU), wird meist im Stehen mit vorgebeugtem Oberkörper oder in Seitenlage mit angezogenen Knien durchgeführt. Dabei führt der Arzt seinen behandschuhten Finger unter Zuhilfenahme eines Gleitmittels in den Enddarm ein. So kann er die Rückseite der Prostata abtasten. Er beurteilt Größe und Konsistenz der Prostata und achtet auf verdächtige Verhärtungen. Beim Abtasten fühlt sich eine normale Prostata prall-elastisch an, die Konsistenz ist etwa vergleichbar mit dem Daumenballen der Hand.

27 Was sagt der Ultraschall aus?

Ein Ultraschall gehört zum Standard der urologischen Basisdiagnostik. Er ist schmerzfrei und ohne Strahlenbelastung. Es wird lediglich ein Kontaktgel auf die Bauchdecke aufgetragen. Mit der Ultraschallsonde können die Nieren, die Harnblase und die Prostata beurteilt werden. Bei den Nieren wird insbesondere auf einen Rückstau von Urin und auf Steine geachtet. Bei der Blase sind die Dicke der Blasenwand, der nach dem Wasserlassen verbliebene Restharn sowie eventuelle Divertikel oder Steine von Interesse. Dies ist für eine Beurteilung der Therapienotwendigkeit richtungsweisend. Die Prostatagröße kann mithilfe des Ultraschallcomputers exakt vermessen werden. Zur Beurteilung des Prostatagewebes kann auch eine stabförmige Spezialsonde mit hochauflösendem Ultraschall in das Rektum eingeführt werden (siehe Frage 96). Hier zeigen sich bei der gutartigen Vergrößerung typischerweise ein deutliches Wachstum der Innendrüse und eine Kompression und Verdrängung der äußeren Zone.

28 Was ist eine Harnstrahlmessung und wie funktioniert das?

Bei einer Harnstrahlmessung (Uroflowmetrie) wird über einen Auffangtrichter in der Toilette die Stärke des Harnstrahls gemessen. Die Ergebnisse werden in Millilitern pro Sekunde (ml/s) angegeben und als grafische Darstellung abgebildet. So kann man die Auswirkungen der Prostatavergrößerung auf den Urinfluss bewerten und die Effektivität der Behandlung überwachen. Bei einer Prostatavergrößerung ergibt sich ein typischer abgeflachter und verlängerter Kurvenverlauf. Jedoch schließt ein fast normaler Kurvenverlauf eine Prostatavergrößerung nicht sicher aus, da die Blase in gewissem Rahmen durch eine Druckerhöhung den blockierten Urinfluss kompensieren kann.

29 Kann man auch die Kraft des Blasenmuskels messen?

Ja! Über einen Katheter in der Harnblase kann eine Druckaufzeichnung während des Wasserlassens erfolgen (Druck-Fluss-Studie oder Urodynamik). Da dies eine invasive Untersuchung ist, wird sie nur bei speziellen Fragestellungen eingesetzt. Beispielsweise wenn man vermutet, dass die Blasenentleerung durch eine Nervenfehlsteuerung behindert ist, oder um vor einer geplanten Operation eine Blasenunruhe auszuschließen.

30 Wann ist eine Blasenspiegelung notwendig und wie läuft das ab?

Eine Blasenspiegelung wird auch als Zystoskopie bezeichnet. Im Rahmen der Routinediagnostik einer Prostatavergrößerung ist sie nur selten notwendig. Im Falle von Blutbeimengungen im Urin dient sie dem Ausschluss von Blasentumoren oder -steinen. Vor einem geplanten operativen Vorgehen wird sie zur Beurteilung der Harnröhreneinengung und von Veränderungen der Blasenmuskulatur eingesetzt. Dies erleichtert die Wahl des operativen Verfahrens. Während der Untersuchung liegt der Mann auf einer Art Frauenarzt-Stuhl. Nach Desinfektion der Eichel wird mit einer Spritze ein betäubendes Gleitmittel in die Harnröhre eingebracht. So kann die Untersuchung mit dem flexiblen Endoskop in wenigen Minuten problemlos durchgeführt werden. Ein Dämmerschlaf (Sedierung) ist nur selten notwendig.

31 Muss ich behandelt werden, oder kann man noch warten?

Kontrolliertes Abwarten wird Männern mit Prostatavergrößerung empfohlen, bei denen nur leichte bis mäßige Symptome auftreten, die ihr tägliches Leben nicht zu stark beeinträchtigen (IPSS unter

20). Dann genügen oft die Einhaltung bestimmter Verhaltensempfehlungen (siehe Frage 33) und regelmäßige Kontrollen. Statistisch bleibt die Symptomatik bei vier von fünf Männern nach einem Jahr stabil, nach fünf Jahren noch bei zwei Dritteln der Männer. Die Größe der Prostata alleine gibt also noch keinen Anlass zur Therapie. Prinzipiell ist eine Behandlung nur dann notwendig, wenn die vergrößerte Prostata die erwähnten Komplikationen verursacht. Dies ist nur bei jedem fünften Mann der Fall. Vor jeder Einleitung einer Therapie sollte eine urologische Abklärung erfolgen. Die subjektiven Symptome lassen sich am besten mit dem IPSS-Fragebogen abbilden, an objektiven Parametern orientiert man sich neben der Prostatagröße an der Restharnmenge und der Stärke des gemessenen Harnstrahls. Statistisch steigt das Risiko von Komplikationen und einer Behandlungsnotwendigkeit bei einem IPSS über 17, einem Prostatagewicht über 30 g, einem Restharn über 40 ml, einem Harnstrahl unter 12 ml/s und einem Alter über 70 Jahren.

32 Kann man die Beschwerden medikamentös verbessern?

Medikamente kommen bei mäßigen Beschwerden (IPSS 8–19) zum Einsatz. Es gibt drei medikamentöse Ansatzpunkte zur Linderung der Beschwerden. Erstens kann durch eine Entspannung der Muskulatur am Blasenausgang und in der Prostata die Entleerung erleichtert und der Harnstrahl verbessert werden. Ein zweiter Ansatz soll mittelfristig durch einen Eingriff in den Testosteronhaushalt eine Verkleinerung der Prostata bewirken. Und drittens kann durch eine Entspannung der Blasenmuskulatur eine Verbesserung der Speicherfunktion der Harnblase erreicht werden.

33 Kann man mit Änderungen des Lebensstils etwas erreichen?

Ja! Durch folgende Verhaltensempfehlungen lässt sich auf die Symptome Einfluss nehmen:

Wissen aus der Praxis

Sie sollten nicht zu viel und nicht zu wenig trinken. Die empfohlene tägliche Trinkmenge liegt zwischen 1,5 und 2 Litern. Es bietet sich an, die Flüssigkeitsaufnahme gleichmäßig über den Tag zu verteilen, aber die abendliche und nächtliche Trinkmenge zu reduzieren. Koffein, Softdrinks und Alkohol sollten nur in Maßen genossen werden. Auf stark gewürzte Speisen ist zu verzichten. Wenn Sie die Blase nach der Uhr entleeren, beispielsweise alle zwei Stunden, verhindern Sie eine Überdehnung und einen überfallartigen Harndrang. Viele Männer können die Blase im Sitzen besser entleeren. Oft kommt der Urin in mehreren Portionen, daher sollten Sie sich Zeit lassen und auf eine vollständige Blasenentleerung achten. Regelmäßige körperliche Aktivität und eine Regulierung des Körpergewichtes werden empfohlen. Eine chronische Verstopfung kann durch ballaststoffreiche Ernährung vermieden werden. Auf Nikotin sollten Sie gänzlich verzichten. Und noch eine gute Nachricht zum Schluss: Sexuelle Aktivität kann für eine bessere Hormonbalance des Körpers und eine gesteigerte Durchblutung der Prostata sorgen.

34 Welche Möglichkeiten auf pflanzlicher Basis gibt es?

Extrakte aus Heilpflanzen sind zur Behandlung von Prostatabeschwerden sehr beliebt. Angeblich nimmt fast jeder zweite Mann solche Präparate ergänzend zu seiner Behandlung ein. Die weite Verbreitung und die hohe Therapietreue im Alltag deuten auf einen durchaus vorhandenen Effekt hin. Die Datenlage zur Pflanzentherapie ist aber eher bescheiden. Einige Studien konnten minimale Effekte auf die Stärke des Harnstrahls oder die Restharnmengen nachweisen. Das Ausmaß der Beschwerdelinderung ist gering, und auf das Voranschreiten einer Prostatavergrößerung hat sie keinen Einfluss. Es werden viele verschiedene Wirkmechanismen diskutiert. Die Produkte sollen entzündungshemmend, abschwellend, entspannend und hormonregulierend wirken. Häufig eingesetzt werden Kürbiskerne (empfohlen werden 10 g pro Tag), Früchte der Sägezahnpalme (Sabal-Produkte), Pinienwurzeln, Extrakte aus Brennnesselwurzeln, aus der Rinde des Afrikanischen Pflaumenbaums und aus Gräserpollen. Auch Kombinationen der verschiedenen Pflanzen werden angeboten, meist Extrakte aus Sägezahnpalmenfrüchten und Brennnesselwurzeln.

35 Was sind Alphablocker?

Alphablocker sind Medikamente, die die glatte Muskulatur der Prostata und des Blasenausgangs entspannen. So verbessern sie die Stärke des Harnstrahls und reduzieren die durch die Prostatavergrößerung bedingte Blockade. Die Prostatagröße wird allerdings nicht reduziert. Alphablocker scheinen bei kleinen Drüsen unter 30 Gramm besser zu wirken als bei großen. Bekannte Wirkstoffe sind Tamsulosin, Silodosin oder Alfuzosin. Ein Vorteil der Alphablocker ist ihre sofortige Wirkung. Männer, die unter mäßigen bis schweren Symptomen einer Prostatavergrößerung leiden, profitieren von dieser Therapie mit einer Symptomlinderung um 35–40 %, gemessen am IPSS. Dies gilt für jedes Lebensalter. Mögliche Nebenwirkungen sind Müdigkeit und Schwindel durch eine Blutdrucksenkung. Diese tritt auf, weil auch die Muskeln der Arterienwände entspannt werden. Häufig tritt eine sogenannte retrograde Ejakulation auf, also ein rückwärtiger Samenerguss in die

Harnblase, weil die Prostata beim Samenausstoß nicht mehr als Abdichtungsventil zur Blase wirken kann und auch das Zusammenziehen der Samenblasen blockiert wird. Vorsicht ist geboten, wenn eine Operation an der Augenlinse bei grauem Star (Katarakt) geplant ist, da Alphablocker Einfluss auf die Bewegungen der Regenbogenhaut (Iris) haben können (intraoperatives Floppy-Iris-Syndrom). Alpharezeptoren kommen auch im Gehirn vor. Das kürzlich aufgekommene Gerücht eines erhöhten Demenzrisikos durch Alphablocker wurde bislang nicht bestätigt.

36 Kann man die Prostata auch medikamentös verkleinern?

Ja! Wie wir wissen, spielt das Hormon Dihydrotestosteron (DHT) eine entscheidende Rolle für das Größenwachstum der Prostata. Es gibt Medikamente, die den Umbau von Testosteron in DHT durch Blockade eines Enzyms hemmen. Daher werden sie auch als 5-Alpha-Reduktase-Hemmer (5-ARH) bezeichnet. Bekannte Wirkstoffe sind Finasterid und Dutasterid. Durch die Enzymblockade kommt es zu einem Untergang von Drüsenzellen in der Prostata. Nach einer täglichen Anwendung über mindestens drei bis sechs Monate kann eine Verkleinerung der Prostata um 20–25 % bewirkt werden. So können sich auch der Harnstrahl und andere Symptome langsam verbessern. Die Therapie ist als Langzeitanwendung angelegt. Gute Kandidaten für diese Medikamente sind ältere Männer mit einer großen Prostata mit einem Gewicht über 40 Gramm. Spätkomplikationen wie beispielsweise ein Harnverhalt werden langfristig verringert, und statistisch sinkt auch das Risiko einer Prostataoperation um 25 %. Wird dennoch eine Operation notwendig, so ist der Blutverlust bei der OP signifikant geringer.

Bei etwa jedem fünften Mann treten Nebenwirkungen wie eine reduzierte Libido oder Potenzstörungen auf. Im Behandlungsverlauf lassen die Nebenwirkungen etwas nach. Es gibt seit Jahren wiederholt Berichte über sexuelle Nebenwirkungen und Depressionen, die auch nach dem Absetzen der Medikation fortbestehen können. Dies wird als Post-Finasterid-Syndrom bezeichnet. Die genaue Häufigkeit dieses Syndroms ist unbekannt, ebenso wie die biologischen Mechanismen. Man vermutet, dass 5-ARH die Synthese von sogenannten Neurosteroiden im Gehirn reduzieren. Wichtig zu wissen ist, dass der PSA-Spiegel unter der Therapie mit 5-ARH etwa halbiert wird. Ein PSA-Anstieg im Verlauf der Behandlung kann also auf ein Prostatakarzinom hindeuten.

37 Kann man den starken Harndrang mit Medikamenten unterdrücken?

Ja! Als überaktive Blase oder umgangssprachlich »Reizblase« bezeichnet man einen Zustand, bei dem der Blasenmuskel sich unkontrolliert zusammenzieht und einen häufigen und verstärkten Harndrang auslöst. Dies kann sowohl Folge der Prostatavergrößerung als auch anderer Begleiterkrankungen wie einer Zuckerkrankheit oder von Nervenschäden sein. Da diese Krankheiten häufig zusammen auftreten, bietet sich eine Kombination von Alphablockern und blasenberuhigenden Mitteln an. Letztere tragen zu einer Entspannung des Blasenmuskels und damit zu einer besseren Urinspeicherung bei und blockieren das unwillkürliche Zusammenziehen des Blasenmuskels. Ebenso beeinflussen sie die Blasensensorik, also die Wahrnehmung der Blasenfüllung, positiv. Diese Medikamentengruppe wird auch Antimuskarinika oder Anticholinergika genannt. Sie umfasst sieben verschiedene Wirkstoffe mit leicht unterschiedlichem Wirkprofil. Während der Therapie muss regelmäßig durch Ultraschall die Restharnmenge nach dem Wasserlassen kontrolliert werden, da der Blasenmuskel weniger Kraft für die Entleerung aufbringen kann. Leider sind auch die Nebenwirkungen an anderen Organen nicht unerheblich, da beispielsweise auch die Funktion der Mundspeicheldrüse und des Darms gehemmt wird, was zu Mundtrockenheit und Verstopfung führen kann. Da Gedächtnisstörungen beschrieben wurden, ist insbesondere der Einsatz bei Parkinson und Demenz gut abzuwägen. Und bei erhöhtem Augeninnendruck (Glaukom) muss eine engmaschige augenärztliche Kontrolle erfolgen.

38 Es soll auch ein Potenzmittel geben, das bei Prostatavergrößerung wirkt?

Stimmt! Sogenannte Phosphodiesterase-5 (PDE5)-Hemmer wurden ursprünglich nur zur Behandlung von Erektionsstörungen eingesetzt, Stichwort Viagra® (Sildenafil). Die Hemmung des Enzyms PDE-5 führt zu einer Entspannung von glatten Muskelzellen. Aber nicht nur die Gefäße in den Schwellkörpern des Penis werden weitgestellt, sondern es entspannt sich auch die Muskulatur der Prostata. Dadurch vermindert sich der Druck auf die Harnröhre, und der Urin kann leichter abfließen. In der subjektiven Wahrnehmung des Patienten kommt es zu einer Verbesserung der Beschwerden um etwa 30 %. Auch der messbare Harnstrahl verbessert sich etwas. Ein Effekt auf die Prostatagröße und den Restharn wird nicht beschrieben. Typische Nebenwirkungen der Medikation sind Kopfschmerzen, Verdauungsstörungen und Hitzewallungen. Seit 2012 ist aus dieser Stoffgruppe der Wirkstoff Tadalafil in einer Dosierung von 5 mg täglich zur Behandlung von Männern mit Prostatavergrößerung zugelassen und seit 2014 prinzipiell auch erstattungsfähig. Jedoch muss der Arzt die Verordnungsnotwendigkeit im Einzelfall begründen, beispielsweise, wenn die Standardtherapie mit Alphablockern starke Nebenwirkungen verursacht. Ansonsten muss der Patient die Kosten von etwa 1 Euro pro Tag selbst tragen.

39 Was ist eine Kombinationstherapie?

Der schnelle Effekt der Alphablocker und die langfristige Wirkung der 5-Alpha-Reduktase-Hemmer können ideal als Langzeittherapie kombiniert werden. Die Wirkprinzipien aus Entspannung und Verkleinerung der Prostata ergänzen sich gut. Die Kombinationstherapie wird üblicherweise eingesetzt bei Männern mit mäßigen Symptomen (IPSS 8–19), einem Prostatagewicht über 40 g und einem maximalen Harnstrahl unter 15 ml/s. So kann das Risiko eines Voranschreitens der Symptomatik reduziert werden. Auch eine Kombination von Alphablockern und blasenberuhigenden Mitteln ist effektiver als die Einzeltherapie. Sie kann unabhängig von der Prostatagröße eingesetzt werden. Der Effekt auf die subjektiven Beschwerden ist gut, der Einfluss auf die objektiven Messwerte gering. Bei allen Kombinationstherapien addieren sich leider auch die Nebenwirkungen der Einzelstoffe. Zu einer Kombinationstherapie mit Tadalafil liegen keine Daten vor.

40 Wann ist eine Operation unumgänglich?

Wenn die medikamentöse Therapie nicht mehr ausreicht und ein hoher Leidensdruck besteht (IPSS > 20), kann durch einen chirurgischen Eingriff das die Harnröhre einengende Prostatagewebe

Therapie des BPS in Abhängigkeit der Beschwerden

IPSS 0–7 = leichte Symptome: kontrolliertes Abwarten, Verhaltenstherapie, ggf. Pflanzenextrakte

IPSS 8–19 = mäßige Symptome: medikamentöse Therapie

IPSS 20–35 = hochgradige Symptome: operative Therapie erwägen entfernt werden. Eine operative Verkleinerung der Prostata-Innendrüse wird spätestens dann zwingend notwendig, wenn Komplikationen auftreten, also der betroffene Mann kein Wasser mehr lassen kann (Harnverhalt oder Überlaufblase), wenn hoher Restharn mit der Gefahr einer Nierenschädigung besteht, wenn häufige Harnwegsinfektionen und Blutungen auftreten oder Blasensteine nachgewiesen werden. In diesen Fällen spricht man von einer »absoluten« OP-Indikation.

41 Wie wählt man das richtige OP-Verfahren aus?

Bei der Auswahl des OP-Verfahrens spielt eine Rolle, wie schnell der Patient seine Beschwerden loswerden möchte. Man unterscheidet zwischen abtragenden Verfahren, die das störende Gewebe sofort entfernen, und solchen Verfahren, die das Prostatagewebe durch Energieeinwirkung mit Zeitverzögerung zum Untergang bringen (siehe Frage 51). Ferner gilt es, die Risikofaktoren des Patienten und die mögliche Belastung durch den Eingriff anhand von Begleiterkrankungen und Medikamenten zu berücksichtigen. Für einzelne Verfahren spielen die Verfügbarkeit vor Ort und die Kosten eine Rolle bei der Therapieentscheidung.

42 Was ist die klassische »Hobelung«?

Der Fachbegriff für diesen Eingriff lautet transurethrale Resektion der Prostata, kurz TUR-P. Es ist das etablierteste Verfahren zur Behandlung der gutartigen Prostatavergrößerung und gilt aufgrund der vielen Erfahrungen und guten Ergebnisse seit Jahrzehnten als Standardtherapie. Hierbei führt der Operateur in Narkose ein Instrument durch die Harnröhre bis zur Prostata vor. So kann unter Sicht mit einer elektrischen Schlinge schichtweise Gewebe der Prostata-Innendrüse abgetragen werden, wobei die Blutgefäße mit

Strom verschlossen werden. Um gute Sicht zu gewährleisten, wird das Operationsgebiet während des Eingriffs mit einer Spülflüssigkeit kontinuierlich sauber gehalten. Das entfernte Gewebe wird abschließend aus der Blase herausgespült und zur Gewebeuntersuchung gegeben. Die Operation dauert je nach Größe der Drüse etwa eine Stunde. Nach der Operation wird für einige Tage ein Harnröhrenkatheter gelegt. Das Verfahren ist gut geeignet bei Prostatadrüsen bis zu einem Gewicht von circa 70–80 Gramm. Die Ergebnisse in Bezug auf eine Verbesserung der Blasenentleerung und der Symptome sind langfristig sehr gut, und alle anderen minimalinvasiven und Laserverfahren müssen sich an diesen Resultaten messen lassen.

43 Was sind die Risiken und Nebenwirkungen einer TUR-P?

Es ist eine Vollnarkose oder Teilnarkose (Spinalanästhesie) mit den damit verbundenen Risiken notwendig. Während der Operation besteht das Risiko von Blutungen und der Einschwemmung von zu viel Spülflüssigkeit in den Blutkreislauf. In den letzten Jahren konnte durch technische Weiterentwicklungen in Bezug auf Stromfluss und Form der Drahtschlinge die Rate an Komplikationen gesenkt werden. Die meisten Nebenwirkungen nach der Operation, wie Nachblutungen und Harnwegsinfektionen, sind vorübergehend. Die innere Wundfläche kann für eine gewisse Zeit Irritationen verursachen: Typisch sind häufiger Harndrang, Brennen beim Wasserlassen und der Abgang von Gewebestücken und Eiweißflocken. Manchmal steigt eine Entzündung durch den Samenleiter bis in einen Nebenhoden auf. Nur in seltenen Fällen besteht ein längerfristiger Urinverlust. Etwa jeder zehnte Patient muss im Laufe seines Lebens wegen einer Harnröhrenenge, einer Narbenbildung oder eines erneuten Prostatawachstums nochmals operiert werden. Erwähnt sei noch, dass die Prostata nicht vollständig entfernt wird, sondern die Prostata-Außendrüse (Kapsel) belassen wird. Dieses Restgewebe sollte nach der Operation durch regelmäßige Untersuchungen weiterhin kontrolliert werden.

44 Und was passiert mit der Potenz?

Die zum Penis ziehenden Nerven verlaufen neben der Prostata und werden bei der TUR-P nicht berührt. Überraschenderweise klagen aber 20 % der Patienten über eine verschlechterte, 30 % freuen sich hingegen über eine verbesserte Sexualfunktion! Die genauen Zusammenhänge sind unklar, möglicherweise hat es mit dem Stromfluss während der Operation zu tun. Etwa die Hälfte der Patienten berichten keine Veränderung der Erektionsfähigkeit nach der OP. Höher hingegen ist die »Gefahr« einer retrograden Ejakulation, zwei von drei Männern berichten nach der Operation darüber. Das bedeutet, dass beim Samenerguss die Flüssigkeit nicht vorne aus der Harnröhrenmündung austritt, sondern durch die neuen anatomischen Verhältnisse rückwärts in die Harnblase gelangt. Dies ist absolut harmlos, aber oftmals störend.

45 Und wenn die Prostata zu groß für die »Hobelung« ist?

Bei größeren Drüsen wird das gutartige Prostata-Innengewebe über einen Leibschnitt entfernt (offene Operation). Dies ist notwendig, wenn die Prostata ein gewisses Gewicht von etwa 70–80 Gramm überschritten hat und die endoskopische Operation zu lange dauern würde. Dabei wird über einen Schnitt am Unterbauch die Harnblase eröffnet, und der Chirurg schält mit dem Finger die Innendrüse der Prostata aus ihrer bindegewebigen Kapsel heraus, vergleichbar mit der Entfernung des Fruchtfleisches aus einer Apfelsine. Auch wenn bei dem Eingriff ein Leibschnitt gemacht wird, handelt es sich nicht um eine Totaloperation der Prostata.

46 Kann man die Prostata auch mit Laser behandeln?

Ja! Es gibt zwei grundlegend verschiedene Prinzipien, Laserenergie zu nutzen. Das Gewebe wird entweder entfernt (reseziert) oder verdampft (vaporisiert). Ziel ist auch hier eine Verminderung des Prostatagewebes im Bereich der Innendrüse.

47 Was ist eine Laser-Resektion?

Das bekannteste Verfahren ist hier die Holmium-Laser-Enukleation der Prostata (HoLEP). Das Prinzip ist vergleichbar mit der oben beschriebenen offenen Operation, allerdings über einen Zugang durch die Harnröhre. Hierbei wird mit einem hochenergetischen Laser-Lichtstrahl die Prostata-Innendrüse aus der Kapsel herausgelöst. Das entfernte Gewebe fällt dann zurück in die Harnblase, wird dort zerkleinert und durch die Harnröhre herausgespült. Besonders große Drüsen eignen sich gut für dieses Verfahren. Die Ergebnisse sind vergleichbar mit jenen der TUR-P, bei geringerem Blutverlust. Entscheidend für den Erfolg ist die Erfahrung des Operateurs.

48 Was ist eine Laser-Verdampfung?

Diese Verfahren dienen der Verdampfung (Vaporisation) des inneren Prostatagewebes. Etablierte Systeme sind der Thulium-Laser und der Neodym-YAG (Greenlight)-Laser. Bei geringer Eindringtiefe des Laserlichts ergibt sich durch die hohe Laserenergie eine oberflächliche Zerstörung von Prostatagewebe ohne wesentlichen Blutverlust. Unter Sichtkontrolle wird so schrittweise und schichtweise eine Gewebeverödung durchgeführt. Die Behandlung mit einer Lasersonde, die tief in die Prostata eingestochen wird und dann seitlich die Laserenergie abgibt (interstitielle Laserkoagulation, ILC), wird eher selten eingesetzt.

49 Was sind die Vorteile der Laserverfahren?

Ein Vorteil der Laserverfahren ist im Vergleich zur klassischen »Hobelung« der Prostata der geringere Blutverlust. Auch besteht keine große Gefahr, dass die bei der Operation verwendete Spülflüssigkeit in den Blutkreislauf eingeschwemmt wird. Generell gelten Lasereingriffe als weniger belastend und komplikationsträchtig. Daher sind insbesondere Risikopatienten ideale Behandlungskandidaten. Im Allgemeinen resultiert eine kürzere Notwendigkeit eines Harnblasenkatheters und insgesamt ein kürzerer Krankenhausaufenthalt. Aktuell werden Laserverfahren besonders bei Patienten empfohlen, die beispielsweise blutverdünnende Medikamente nicht pausieren dürfen oder schwere Herz-Kreislauf-Erkrankungen haben.

50 Was sind die Nachteile der Laserverfahren?

Sowohl die Lasergeräte als auch die anzuwendenden Lasersonden sind sehr teuer. Nicht jede Klinik in Deutschland bietet diese Verfahren an; und wenn sie zur Verfügung stehen, so hängt der Behandlungserfolg sehr von der Erfahrung des Operateurs ab. Insbesondere bei den Verdampfungsverfahren kann es längere Zeit dauern, bis das abgestorbene Gewebe vollständig vom Körper abgestoßen und die innere Wundfläche abgeheilt ist. Diese Gewebeabstoßung in den ersten Wochen nach dem Eingriff kann auch zu verlängerten Beschwerden beim Wasserlassen führen. Statistiken zeigen weiterhin eine höhere Rate an notwendigen Zweitoperationen, auch weil die Gewebeabtragung nicht so vollständig erfolgt wie bei der klassischen Hobelung. Bei den Verdampfungsverfahren kann zudem kein Gewebe zur pathologischen Untersuchung gewonnen werden. Dies ist von Nachteil, wenn der Verdacht auf einen gleichzeitig bestehenden Prostatakrebs besteht.

51 Welche Operationsverfahren gibt es sonst noch?

Der generelle Anspruch an medizinische Eingriffe ist ein möglichst gutes Behandlungsergebnis mit geringem Aufwand. Daher nimmt die Nachfrage nach minimalinvasiven Verfahren zu, die in der Arztpraxis oder als ambulanter Eingriff im Krankenhaus durchgeführt werden können. Das Prinzip dieser Methoden ist in der Regel sekundär-ablativ. Das bedeutet, dass das Gewebe nicht direkt entfernt, sondern durch Energie zerstört und damit geschrumpft wird. In Studien kommen solche Verfahren nicht ganz an die Ergebnisse der klassischen Operationen heran. Jedoch benötigen sie seltener eine Narkose und haben weniger Nebenwirkungen. Langfristig ist das Risiko der Notwendigkeit eines Zweiteingriffs erhöht. Um das richtige Verfahren auswählen zu können, richtet sich der behandelnde Arzt nach der Größe der Prostata, dem allgemeinen Gesundheitszustand und den persönlichen Wünschen und Vorstellungen des Patienten.

52 Was ist ein prostatischer Stent?

Bei diesem Verfahren hält ein durch die Harnröhre eingebrachtes Röhrchen die Prostata offen. Das Vorgehen hat sich nicht etabliert, da es häufig zu Irritationen, Verkrustungen und Lageveränderungen kommt. Es wird nur für Hochrisikopatienten in Erwägung gezogen, wenn eine medikamentöse Therapie nicht möglich und der Allgemeinzustand für eine Operation zu schlecht ist, der Patient jedoch einen Dauerkatheter strikt ablehnt.

53 Was ist die transurethrale Mikrowellen-Thermotherapie (TUMT)?

Das Behandlungsprinzip basiert hier auf der Einbringung von Hitze in die Prostata. Über in einen Katheter eingebaute Mikrowellenantennen können Temperaturen von 55° C in ausgewählten Zonen der Prostata erreicht werden.

54 Was ist eine transurethrale Nadel-Ablation (TUNA)?

Bei diesem Verfahren erfolgt eine Abtragung des Gewebes durch Erhitzen mit Radiofrequenzwellen über Nadelelektroden, die unter Sicht in verschiedene Bezirke der Prostata eingebracht werden.

55 Was ist UroLift®?

Das UroLift®-System ist eine rein mechanische Methode. Rechts und links neben der Prostata werden zwei »Anker« gesetzt. Über daran befestigte Fäden wird das vergrößerte Prostatagewebe angehoben und gehalten, damit es die Harnröhre nicht mehr blockiert. Das Gewebe wird in diesem Fall also weder erhitzt noch entfernt, sondern wie ein Vorhang zur Seite gezogen. Die langfristigen Erfolgsraten sind eher unbefriedigend.

56 Was ist Aquabeam®?

Bei dieser noch sehr neuen Methode wird das zu behandelnde Prostatagewebe mit Ultraschall vermessen und dann unter computergestützter Führung mit einem Hochdruck-Wasserstrahl entfernt. Belastbare Studiendaten zur Effektivität bleiben noch abzuwarten.

57 Was ist die Prostata-Arterien-Embolisation (PAE)?

Durch einen Verschluss der ernährenden Blutgefäße wird bei diesem Verfahren eine Schrumpfung der Prostata bewirkt. Hierzu wird von einem Radiologen unter Röntgenkontrolle ein Katheter über eine Leistenarterie vorgeführt und nach Kontrastmittelgabe ein

3-D-Modell der Blutversorgung der Prostata erstellt. Die blutzuführenden Gefäße werden dann durch kleinste Kügelchen verstopft. Dieser künstliche »Prostatainfarkt« führt zu einem Gewebeuntergang und einer dauerhaften Schrumpfung des Organs. Ein Nachteil des Verfahrens ist die hohe Strahlenbelastung, ein Vorteil ist die fehlende Wundfläche zur Harnröhre hin. Langzeitergebnisse liegen noch nicht vor.

58 Was ist ein Katheter?

Es gibt Situationen, in denen trotz medikamentöser Therapie die Blasenentleerung unzureichend ist und eine Harnableitung unbedingt notwendig wird. Wenn aber der Mann nicht für eine der genannten Operationen geeignet erscheint oder eine OP strikt ablehnt, muss die Harnblase über einen Katheter entleert werden. Dieser kann entweder durch die Harnröhre oder mittels einer Kanüle oberhalb des Schambeines in die Harnblase eingeführt werden. Solche Kunststoff-Katheter müssen im Verlauf circa alle sechs Wochen gewechselt werden. Eine langfristige Verwendung kann negative Auswirkungen haben. Die Blase kann dauerhaft an Fassungsvermögen verlieren. Chronische Harnwegsinfektionen verursachen Verkrustungen und Blasensteine. Trägt man einen Dauerkatheter über viele Jahre, erhöht sich das Risiko, dass sich die Blasenschleimhaut bösartig verändert. Eine alternative Möglichkeit besteht darin, mehrfach täglich selbst einen dünnen Katheter in die Blase einzuführen, die Blase darüber zu entleeren und den Katheter dann wieder zu entfernen (Selbstkatheterismus). Die Methode ist zwar relativ leicht zu erlernen und mindert das Risiko der oben genannten Komplikationen, ist jedoch für die meisten Patienten sehr unpraktisch und beeinträchtigt die Lebensqualität erheblich.

3

PROSTATA-ENTZÜNDUNG (PROSTATITIS)

59 Was ist eine Prostataentzündung?

Der Fachbegriff für eine Prostataentzündung lautet Prostatitis. Damit wird eine Gruppe von Krankheiten beschrieben, die durch eine Entzündung und Schwellung der Prostata gekennzeichnet sind. Das Leiden ist häufig, jeder zehnte Mann ist irgendwann in seinem Leben davon betroffen. Bis zum 40. Lebensjahr ist es sogar die häufigste Problematik der Prostata. Der Altersgipfel liegt zwischen dem 40. und 50. Lebensjahr.

60 Wie äußert sich eine Prostataentzündung?

Die Symptomatik kann sehr unterschiedlich und der Verlauf stark wechselnd sein. Für alle Formen sind die Beschwerden aber in mehr oder weniger starker Ausprägung typisch. Dazu gehören ein häufiger und schwer unterdrückbarer Harndrang, Schmerzen und brennende Missempfindungen beim Wasserlassen sowie dumpfe Schmerzen im Unterbauch und im Dammbereich, die häufig bis zur Penisspitze ausstrahlen. Auch der Samenerguss kann als unangenehm empfunden werden. Manchmal treten Verfärbungen oder Blutbeimengungen im Sperma auf. Nicht selten sind die Beschwerden von einer verschlechterten Sexualfunktion und psychischen Verstimmungen begleitet.

61 Was sind die Ursachen einer Prostatitis?

Neben spezifischen Risikofaktoren für die einzelnen Formen bedingen Allgemeinerkrankungen wie Zuckerkrankheit (Diabetes mellitus) oder Immunschwächen wie bei HIV/Aids eine Anfälligkeit für das Auftreten einer Prostatitis. Es wird sogar ein Zusammenhang mit anderen Entzündungen im Körper wie beispielsweise einer chronischen Nasennebenhöhlenentzündung diskutiert. Es ist möglich, aber nicht sicher bewiesen, dass Faktoren wie erhöhter

Druck auf die Prostata, Kälte, Nässe, ein überaktives Immunsystem oder sogar übermäßiger Stress zur Reizung der Prostata beitragen können. Auch orthopädische Probleme der Knochen, Gelenke und Nerven des kleinen Beckens können ein chronisches Beckenschmerzsyndrom auslösen und die empfindliche Prostata beeinflussen. In vielen Fällen kann auch nach allen Untersuchungen keine eindeutige Ursache benannt werden.

Wissen aus der Praxis

Welchen Einfluss Fahrradfahren auf die Prostata hat, wird kontrovers diskutiert. Es gibt Hinweise, dass Fahrradfahren die Prostata reizen, den PSA-Spiegel beeinflussen und eine Entzündung der Prostata verursachen kann. Einzelne Studien fanden sogar bei Männern über 50, die mehr als vier Stunden pro Woche Rad fuhren, ein erhöhtes Risiko für die Diagnose Prostatakrebs, wobei die biologischen Zusammenhänge unklar blieben. Die Schlussfolgerung, das Radfahren zu reduzieren, möchte ich aber keinesfalls ziehen, da die Vorteile für die körperliche und geistige Gesundheit die Risiken nach aktuellem Kenntnisstand überwiegen. An Empfehlungen möchte ich aussprechen, einige Tage vor der Blutbestimmung des PSA-Wertes nicht Fahrrad zu fahren, sich vor Kälte und Nässe zu schützen sowie den Dammbereich beim Radfahren durch gepolsterte Shorts, regelmäßiges Stehen auf den Pedalen und einen geeigneten Sattel zu entlasten.

62. Was ist eine akute bakterielle Prostatitis?

Typisch bei dieser Form der Prostatitis ist der plötzliche Beginn mit Schmerzen und Problemen beim Wasserlassen, oft verbunden mit Fieber und Schüttelfrost. Ursächlich breiten sich Bakterien entweder über das Blut (selten) oder über die Harnröhre bis zur Prostata aus. Beim Weg über die Harnröhre handelt es sich meist um typische Darmbakterien wie Escherichia coli oder Enterococcus faecalis. Auch Bakterien, die sexuell übertragbare Krankheiten verursachen, können eine Rolle spielen. Weitere Auslöser sind urologische Eingriffe wie eine Katheterisierung, eine Blasenspiegelung oder eine Prostatabiopsie. Die Antibiotikatherapie muss in ausreichend hoher Dosis und über eine Dauer von mindestens zehn Tagen durchgeführt werden.

63 Wann ist es eine chronische Prostatitis?

Die chronische bakterielle Prostatitis wird ebenfalls durch Bakterien verursacht, aber die Symptome entwickeln sich typischerweise langsamer und sind weniger schwerwiegend, bleiben aber dafür länger als drei Monate bestehen. Wenn eine akute bakterielle Prostatitis nicht angemessen behandelt wird, kann sie chronisch werden. Bei jedem dritten Mann dauern die Beschwerden länger als ein Jahr. Und die Hälfte dieser Männer wiederum behält langfristige Beschwerden.

64 Was ist eine chronische abakterielle Prostatitis?

Die Symptome ähneln stark der chronischen bakteriellen Prostatitis, jedoch ohne Fieber. Darüber hinaus zeigen alle Tests keine Anzeichen von Bakterien im Urin oder im Sperma. Es handelt sich demnach um eine Ausschlussdiagnose. In einigen Fällen können zumindest weiße Blutkörperchen in einer Urinprobe indirekt auf das Vorhandensein einer Entzündung hinweisen. Man bezeichnet diese Form der Prostataentzündung dann als entzündliches, chronisches Beckenschmerzsyndrom. Sind weder Bakterien noch erhöhte Leukozyten nachweisbar, heißt die Krankheit nicht-entzündliches, chronisches Beckenschmerzsyndrom. Obwohl dies die häufigste Form der Prostatitis ist, ist die Diagnose und Behandlung auch die schwierigste, da die genaue Ursache so unklar bleibt. Diskutiert werden Reizungen von Nerven oder Muskelfasern in und um die Prostata, Einflüsse des Immunsystems und psychische Faktoren. Die Behandlung muss dann oft über die Standardtherapie (siehe Frage 67) hinausgehen.

65 Gibt es auch Prostataentzündungen ohne Beschwerden?

Ja! Eine symptomlose entzündliche Prostatitis wird gelegentlich im Rahmen anderer Untersuchungen gefunden. Meist fällt sie im Rahmen der Krebsfrüherkennung durch eine Erhöhung des prostataspezifischen Antigens (PSA) im Blut auf. Manchmal wird sie bei bildgebenden Untersuchungen wie einer Magnetresonanztomografie (MRT) oder im Rahmen einer Prostatabiopsie im Gewebebefund beschrieben. Eine asymptomatische Prostatitis erfordert häufig keine Behandlung. Allerdings sollte ein erhöhter PSA-Wert nach einer entsprechenden Antibiotikakur kontrolliert und im Zweifel weiter abgeklärt werden.

Einteilung der Prostatitis

- Akute bakterielle Prostataentzündung
- Chronische bakterielle Prostataentzündung (hält mehr als drei Monate an)
- Chronisches Beckenschmerzsyndrom (entzündlich oder nicht-entzündlich)
- Prostataentzündung ohne Symptome

66 Wie kann man eine Prostataentzündung diagnostizieren?

Beim Abtasten der Prostata vom After her fühlt sich eine entzündete Prostata in der Regel etwas geschwollen, aber eher weich an. Oft berichtet der Patient über einen Druckschmerz beim Tasten. Zur Bestätigung der Diagnose wird eine Urinprobe, nach Möglichkeit auch eine Spermaprobe, auf Blut- und Entzündungszellen sowie auf Bakterien untersucht. Falls diese Befunde unauffällig sind, kann man versuchen, durch Massieren der Prostata Flüssigkeit in die Harnröhre zu drücken und dann eine weitere Urinprobe zu untersuchen (Exprimaturin). Sollten die Bakterien in einer Kultur aus Urin oder Sperma im Labor angezüchtet werden können, kann man die Wirksamkeit einzelner Antibiotika austesten. Die Blutuntersuchung zeigt möglicherweise einen Anstieg von Entzündungszellen und des Entzündungseiweißes CRP. Auch der PSA-Wert steigt bei einer Entzündung häufig an und muss dann im Verlauf kontrolliert werden. Ein transrektaler Ultraschall (TRUS) sollte zum Ausschluss einer eitrigen Einschmelzung, einem sogenannten Abszess, erfolgen. Im Ultraschall sichtbare Verkalkungen der Prostata entsprechen kleinen Kristallausfällungen in den Ausführungsgängen der Prostatadrüsen. Sie können zwar auch Zeichen von abgelaufenen Entzündungen sein, lassen aber nicht auf die Aktivität einer Entzündung rückschließen.

67 Wie kann man eine Prostataentzündung behandeln?

Eine durch Bakterien verursachte Prostatitis muss mit gewebegängigen Antibiotika behandelt werden. Die Behandlungsdauer variiert je nach Art der Prostatitis. Während eine akute bakterielle Prostatitis normalerweise mit einer zweiwöchigen (gelegentlich vier- bis sechswöchigen) Antibiotikagabe behandelt werden kann, benötigt eine chronische bakterielle Prostatitis häufig sechs bis zwölf Wochen Therapiedauer. Eine zu kurze Behandlung birgt die Gefahr eines Rückfalls, was immerhin in 5 % der Fälle passiert. Zur Entspannung der Muskeln in der Prostata und zur Verbesserung der Blasenentleerung werden Alphablocker eingesetzt (siehe Frage 35). Gegen die Schmerzen und die Schwellung helfen sogenannte Antiphlogistika wie Diclofenac oder Ibuprofen, die als Tablette oder als Zäpfchen gegeben werden können. Ergänzend werden häufig Präparate mit Cranberry, Zink und Pollenextrakten eingesetzt. Wenn die Blasenentleerung durch die Prostataschwellung stark behindert ist, muss in seltenen Fällen zur Entleerung der Blase vorübergehend ein Blasenkatheter gelegt werden.

Triple-A-Therapie bei Prostatitis

A = Antibiotikum gegen Bakterien
A = Alphablocker zum Öffnen der Prostata
A = Antiphlogistikum (entzündungshemmendes Mittel)

PROSTATAKREBS (PROSTATA-KARZINOM)

4

68 Was ist eigentlich Prostatakrebs?

Mit zunehmendem Alter funktionieren die körpereigenen Kontrollmechanismen zur Bekämpfung genetisch veränderter Zellen schlechter. Wenn solche Zellen außer Kontrolle geraten und sich ungehindert vermehren, entsteht Krebs. Tumorzellen haben auch die Fähigkeit, sich von ihrem Entstehungsort über die Blutbahn in andere Organe oder über die Lymphbahnen in Lymphknoten zu verbreiten. Dann entstehen Absiedlungen, sogenannte Metastasen. Fast alle Krebsarten der Prostata sind sogenannte Adenokarzinome. Das heißt, sie entwickeln sich aus den Drüsenzellen. Deshalb wird Prostatakrebs oft als Prostatakarzinom bezeichnet. Selten können sich auch andere Gewebeanteile der Prostata bösartig verändern. Einige Prostatakrebsarten sind aggressiv und wachsen schnell, die meisten jedoch sehr langsam. Diese Unterscheidung ist sehr wichtig für die Therapieplanung und Prognose.

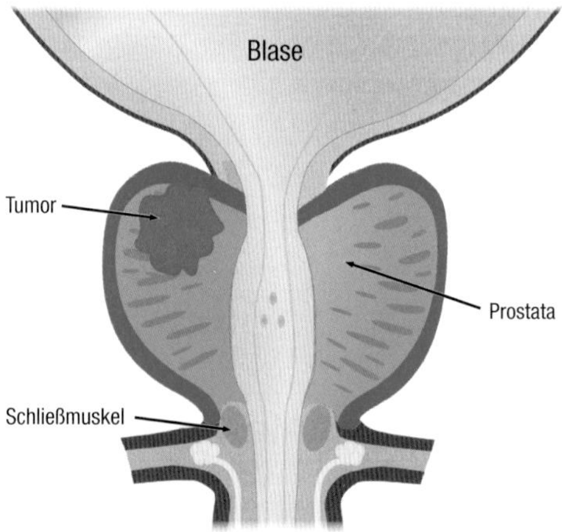

4 Prostatakarzinom

69 Wie häufig ist Prostatakrebs?

Die Zahl der Neuerkrankungen an Prostatakrebs lag im Jahr 2018 bei über 60.000 Fällen. Damit ist Prostatakrebs mit 23 % aller neu diagnostizierten Tumorerkrankungen die häufigste Krebsart bei Männern in Deutschland. Bei der Sterblichkeit liegt Prostatakrebs allerdings mit einem Anteil von gut 11 % aller Krebstodesfälle auf Platz zwei hinter Lungenkrebs mit knapp 25 %. Die Diskrepanz zwischen der hohen Anzahl an Neuerkrankungen und der niedrigen Sterblichkeit deutet einerseits auf wirksame Behandlungsmöglichkeiten hin, denn zwei von drei Prostatakarzinomen können geheilt werden. Andererseits zeigt sie auch den oft langsamen Verlauf einer Prostatakrebserkrankung. Mit dem Alter nimmt die Häufigkeit von Prostatakrebs deutlich zu. Das Lebenszeitrisiko eines Mannes, an Prostatakrebs zu erkranken, liegt bei 12 %. Das Sterberisiko bei 3 %. Vier von fünf Männern mit Prostatakrebs sterben nicht an der Krebserkrankung, sondern an anderen Ursachen. Wenn man verstorbene Männer über 70 untersucht, findet man bei zwei von drei Männern ein sogenanntes latentes (schlafendes) Karzinom, das zu Lebzeiten nie Probleme gemacht hat.

70 Spielt also Alter bei der Entstehung von Prostatakrebs die entscheidende Rolle?

Ja! Das Alter ist der mit Abstand wichtigste Risikofaktor. Prostatakrebs ist bei Männern unter 40 Jahren extrem selten, aber dann steigt die Wahrscheinlichkeit, an Prostatakrebs zu erkranken, stark an. Sie verdoppelt sich alle 14 Jahre. Wie gesagt: Das Lebenszeitrisiko, jemals an Prostatakrebs zu erkranken, liegt bei gut 12 %. Etwa sechs von zehn Fällen treten bei Männern über 65 Jahren auf. Das durchschnittliche Alter bei Diagnose liegt in Deutschland bei 72 Jahren.

71 Spielt familiäre Vorbelastung eine Rolle?

Ja! Prostatakrebs scheint in einigen Familien gehäuft aufzutreten, was darauf hindeutet, dass ein vererbter oder genetischer Faktor eine Rolle spielt. Von einer familiären Veranlagung spricht man dann, wenn drei Verwandte ersten oder zweiten Grades betroffen sind (Vater, Sohn, Bruder, Neffe, Onkel) beziehungsweise bei zwei Fällen, die jünger als 55 Jahre alt sind. Das Risiko erhöht sich dann je nach Verwandtschaftsgrad und Anzahl der Erkrankten auf das Doppelte bis 3,5-Fache. Dennoch treten die meisten Prostatakrebserkrankungen bei Männern ohne familiäre Vorgeschichte auf. Der Anteil der familiär bedingten Prostatakrebserkrankungen liegt bei nur etwa 10 %.

72 Spielt die geografische oder ethnische Herkunft eine Rolle?

Ja! Prostatakrebs ist in Asien, Mittelamerika und Südamerika weniger verbreitet. Er tritt am häufigsten in Nordamerika, Nordwesteuropa, Australien und auf den karibischen Inseln auf.

Innerhalb Europas ist ein Nord-Süd-Gefälle zu beobachten. In den nördlichen Ländern ist die Erkrankung häufiger als in den Mittelmeerländern. Besonders häufig ist Prostatakrebs bei afroamerikanischen Männern. Und wenn er sich bei diesen Männern entwickelt, sind sie tendenziell jünger. Hier spielen sicher Gene eine Rolle (siehe Frage 73). Eine intensivere Früherkennung auf Prostatakrebs in den Industrieländern macht einen weiteren Teil des Unterschieds aus. Faktoren wie Lebensstil und Ernährung kommt mit Sicherheit auch eine Bedeutung zu. Die Erklärung: In Asien ist Prostatakrebs viel seltener. Wandert aber ein Asiate nach Amerika aus, so erhöht sich das Risiko für ihn und seine Nachkommen nach Jahrzehnten fast auf das Niveau der Amerikaner europäischer Herkunft.

73 Gibt es denn nachgewiesene Genveränderungen?

Ja! Mehrere vererbte Genveränderungen (Mutationen) scheinen das Prostatakrebsrisiko zu erhöhen, machen aber wahrscheinlich nur einen geringen Prozentsatz der Fälle insgesamt aus.

Vererbte Mutationen der Gene HOXB13 oder BRCA1/2, die bei Frauen mit einem erhöhten Risiko für Brust- und Eierstockkrebs verbunden sind, können auch das Prostatakrebsrisiko bei Männern erhöhen. Bei Patienten afrikanischer Abstammung wurden vermehrt Veränderungen auf dem langen Arm des Chromosoms 8 gefunden.

74 Spielt Übergewicht eine Rolle?

Ja! Einige Studien haben gezeigt, dass übergewichtige Männer zwar ein geringeres Risiko haben, eine langsam wachsende Form von Prostatakrebs zu bekommen, aber dafür ein höheres Risiko, an einer aggressiven und schnell wachsenden Variante zu erkranken. Männer, die fettleibig sind, also einen Body-Mass-Index (BMI) von 30 oder höher haben, entwickeln möglicherweise ein erhöhtes Risiko für Prostatakrebs. Die genauen Zusammenhänge sind noch nicht klar. Als Ursachen werden ein vermindertes Testosteron, eine Umwandlung von Testosteron in Östrogen im Fettgewebe, eine Insulinresistenz und eine vermehrte Bildung entzündungsfördernder Hormone (Adipokine) diskutiert.

75 Spielt Rauchen eine Rolle?

Eher nicht! Dass Rauchen nicht gesund ist, dürfte jedem klar sein. Einige Untersuchungen haben das Rauchen mit einem geringfügig erhöhten Risiko in Verbindung gebracht, an Prostatakrebs zu sterben. Die meisten Studien haben aber keinen direkten Zusammenhang zwischen Rauchen und Prostatakrebs feststellen können.

76 Spielen Entzündungen der Prostata eine Rolle?

Wahrscheinlich ja! Zwar sind die Studienergebnisse etwas widersprüchlich. Fakt ist aber, dass Entzündungen häufig begleitend in Gewebeproben gefunden werden, die auch Prostatakrebs enthalten. Auch zu einer Assoziation mit anderen Harnwegsinfektionen oder sexuell übertragbaren Krankheiten wie etwa durch Chlamydien oder insbesondere HPV gibt es Hinweise, jedoch noch keine Beweise. Jedenfalls sind häufige Ejakulationen (mehr als 21 pro Monat) laut einer großen Studie mit einem geringeren Prostatakrebsrisiko verbunden. Als mögliche Erklärung wird die Ausscheidung entzündlicher und schädlicher Substanzen mit dem Ejakulat angeführt.

77 Es gibt das Gerücht, dass sterilisierte Männer häufiger erkranken?

Leider ja! Eine große Studie aus Dänemark an über 2 Millionen Männern, von denen 140.000 sterilisiert waren, fand bei den sterilisierten Männern zehn Jahre nach dem Eingriff ein um 15 % höheres Prostatakrebsrisiko als bei den nicht operierten Männern. Eine naheliegende Begründung wäre gewesen, dass sterilisierte Männer gesundheitsbewusster sind und häufiger an Vorsorgeuntersuchungen teilnehmen. Dann müsste aber vor allem das Auftreten von frühen Krebsstadien erhöht sein, was sich jedoch nicht bestätigte. Das allgemeine Krebsrisiko hingegen war erstaunlicherweise bei den Sterilisierten um 9 % niedriger als bei der Vergleichsgruppe, was wiederum auf einen gesünderen Lebensstil zurückgeführt wurde. Es bleibt also ein Fragezeichen. Jedenfalls muss dieser Aspekt bei der Entscheidung für oder gegen eine Sterilisation mit in die Überlegungen einbezogen werden.

78 Kann ich mit gesunder Ernährung mein Prostatakrebsrisiko reduzieren?

Wahrscheinlich! Eine prostataspezifische Diät gibt es zwar nicht, und die genaue Rolle einzelner Lebensmittel ist meist nicht ganz klar. Es gibt aber zumindest Hinweise darauf, dass eine gesunde Ernährung, die fettarm und reich an Obst und Gemüse ist, zu einem geringeren Risiko für Prostatakrebs beitragen kann.

Wissen aus der Praxis

Ernähren Sie sich nach dem Motto: »Was gut fürs Herz ist, ist auch gut für die Prostata.« Stark zuckerhaltige Lebensmittel sollten Sie ebenso reduzieren wie Milchprodukte und gesättigte tierische Fettsäuren, die beispielsweise in Butter und fettigem Fleisch vorkommen. Mehrfach ungesättigte Omega-3-Fettsäuren sind zu bevorzugen. Diese finden sich in Lachs, Hering, Sardinen oder Leinsamenöl. Nützliche Gemüsesorten sind Kohl, Brokkoli, Lauch, Zwiebeln, Knoblauch und Tomaten. Eine besondere Schutzwirkung wird für Lycopin aus Tomaten vermutet. Die empfohlene Dosis von 10 mg pro Tag steckt in etwa 200 g frischen Tomaten. In konzentrierten Produkten ist sie noch höher. Sulforaphan aus Brokkoli soll sogar bei bestehendem Prostatakrebs die Metastasierungsrate senken. Für die Tagesdosis von 60 mg Sulforaphan muss man allerdings 500 g Brokkoli verzehren. Alternativ kann man auf Extrakte zurückgreifen. Die ergänzende Einnahme von Vitamin D ist sinnvoll. Bei den Getränken gibt es eine Empfehlung für Grünen Tee, der allerdings hoch dosiert und regelmäßig getrunken werden muss, um eine Wirkung zu erzielen. Auch Kaffee oder ein Glas Rotwein haben in Studien schützende Effekte gezeigt.

79 Kann ich mit Sport mein Prostatakrebsrisiko reduzieren?

Wahrscheinlich! Studien zu Bewegung und Prostatakrebsrisiko haben gezeigt, dass Männer unter 65, die regelmäßig Sport treiben, ein um 10 % geringeres Risiko für Prostatakrebs haben. Sport hat viele weitere gesundheitliche Vorteile, kann das Risiko für Herzkrankheiten verringern und hilft bei der Regulation des Körpergewichts. Streben Sie an den meisten Tagen der Woche mindestens 30 Minuten Bewegung an.

80 Kann man mit Medikamenten einem Prostatakrebs vorbeugen?

Nein! Die Mittel Dutasterid und Finasterid (siehe Frage 36) wurden zwar in großen Studien auf einen vorbeugenden Effekt hin untersucht, die Ergebnisse waren aber widersprüchlich, sodass keine Zulassung der Medikamente erfolgte. In der größten Studie wurde durch Anwendung von Finasterid das Prostatakarzinomrisiko insgesamt zwar gesenkt, aber es wurde ein vermehrtes Auftreten von aggressiveren Karzinomen beschrieben. Da kein Einfluss auf die Gesamtsterblichkeit an Prostatakrebs gefunden wurde, gibt es auch keine Empfehlung zum Einsatz in der Krebsprävention. Ebenfalls wichtig zu wissen: Männer, die wegen eines nachgewiesenen Hormonmangels eine Testosteronersatztherapie erhalten, haben entgegen der weit verbreiteten Meinung kein erhöhtes Prostatakrebsrisiko.

81 Gibt es typische Symptome, die auf einen Prostatakrebs hinweisen können?

Nein! Prostatakrebs verursacht in frühen Stadien meist keine Symptome. Schmerzen treten erst in fortgeschrittenen Stadien auf, wenn der Krebs die Prostatakapsel verlassen hat und in die benachbarten Nerven eingewachsen ist oder sogar zum Beispiel in die Knochenstrukturen der Wirbelsäule gestreut hat. Dann treten Rückenschmerzen auf.

82 Kann sich Prostatakrebs denn trotzdem bemerkbar machen?

Ja! Er kann zum Beispiel Veränderungen beim Wasserlassen hervorrufen. Das Problem ist, dass diese Symptome viel häufiger auf eine gutartige Vergrößerung zurückzuführen sind. Dazu muss man sich nochmals den Aufbau der Prostata vorstellen. Sie ist vergleichbar mit einer Apfelsine aus Fruchtfleisch und Schale aufgebaut. Die gutartige Vergrößerung spielt sich im Fruchtfleisch, also der Innendrüse ab, die bösartige Veränderung meistens in der Schale. Die Harnröhre verläuft jedoch mitten durch das Fruchtfleisch und wird deshalb bei der gutartigen Vergrößerung häufiger und früher abgedrückt als bei einer bösartigen Veränderung der Außenzone. Manchmal treten bei Prostatakrebs Blut im Sperma oder Schmerzen beim Samenerguss auf. Die Spermamenge kann theoretisch durch Verschluss von Samenkanälchen reduziert sein, aber auch das ist kein prostatakrebsspezifisches Symptom. Häufiger sind diese Symptome auf eine Entzündung der Prostata zurückzuführen.

Abklärungsbedürftige Symptome

- Abgeschwächter Harnstrahl
- Blut im Urin
- Verminderte Potenz
- Veränderte Spermamenge
- Blut in der Samenflüssigkeit
- Schmerzen im Genital- oder Beckenbereich

83 Wenn es keine Frühsymptome gibt, wie kann man Prostatakrebs dann rechtzeitig erkennen?

Das geht nur durch eine Früherkennungsuntersuchung, die umgangssprachlich oft »Vorsorge« genannt wird. Dabei bezeichnet der Begriff »Vorsorge« eigentlich die Vermeidung von Krankheiten, also eine Vorbeugung (oder fachlich Primärprävention). Korrekterweise sollte man demnach den Begriff »Früherkennung« verwenden.

84 Ab wann und wie oft sollte ich also zur Früherkennung gehen?

In Deutschland wird eine solche Früherkennungsuntersuchung beim Mann ab dem 45. Lebensjahr im jährlichen Rhythmus empfohlen, also eine Art »Massen-Screening«. Der Begriff »Screening« bezeichnet die Untersuchung einer definierten Bevölkerungsgruppe, ohne dass Symptome vorliegen müssen. In Bezug auf die Prostata sollte diese so lange durchgeführt werden, wie eine Lebenserwartung von noch mindestens zehn Jahren besteht. Dabei ist eine individuelle Beratung durch den Arzt notwendig. In das persönliche Risikoprofil werden Einflussgrößen wie Alter, Begleiterkrankungen oder familiäre Belastung einbezogen. Besonders Patienten mit Prostatakrebsfällen in der nächsten Verwandtschaft (Vater, Onkel, Brüder) sollten engmaschig kontrolliert werden. Die Krankenkassen bezahlen aktuell nur eine jährliche Untersuchung des äußeren Genitals sowie das Abtasten der Prostata vom After her.

85 Ist das die berühmte »Hafenrundfahrt«?

Ja! Durch die sogenannte digital-rektale Untersuchung (DRU) kann der Arzt die dem Enddarm benachbarte Außendrüse der Prostata beurteilen. Die Untersuchung ist risikolos und einfach durchführbar (siehe Frage 26). Der Arzt achtet auf einen Druckschmerz, eine abnorme Größe und eine auffällige Form oder Beschaffenheit der Prostata, insbesondere auf isolierte Verhärtungen. Die Darmschleimhaut über der Prostata sollte verschiebbar sein. Ganz frühe Krankheitsstadien können auf diese Weise nicht entdeckt werden, da die Tastuntersuchung Prostatakrebs nur in den Bereichen der Prostata erspüren kann, die dem Darm benachbart sind. Lediglich jeder dritte bis vierte Tumor ist überhaupt tastbar. Umgekehrt entsprechen nur drei von vier tastbaren Verhärtungen tatsächlich einem Tumor.

86 Gibt es denn sensitivere Methoden zur Früherkennung?

Ja, den PSA-Wert (siehe Frage 24)! PSA ist ein Eiweiß, das nur in der Prostata produziert wird und im Blut nachweisbar ist. Heutzutage werden neun von zehn Tumoren der Prostata durch diesen Wert entdeckt. Eine gesunde Prostata produziert nur sehr wenig PSA. Daher besteht bei niedrigem PSA-Level nur ein geringes Prostatakrebsrisiko. Ein normaler PSA-Wert gibt dem Mann eine recht gute Gewissheit, dass kein Prostatakrebs vorliegt. Erhöhte Werte müssen zunächst durch eine erneute Kontrolle bestätigt werden, denn der PSA-Spiegel zeigt natürliche Schwankungen von bis zu 20 % und unterliegt vielen Einflussfaktoren wie Alter, Prostatagröße, Entzündungen, Sex und möglicherweise Radfahren. In Krebsgewebe ist das Enzym zehnmal höher konzentriert als in gutartigem Gewebe. Daher muss jeder (insbesondere schnelle) Anstieg als Warnsignal für mögliche bösartige Veränderungen gelten. Der PSA-Test ist ein sehr wichtiges Werkzeug, um Prostatakrebs früh zu entdecken, bevor eine weitere Verbreitung im Körper stattgefunden hat, denn bei frühzeitiger Therapie sind die Heilungschancen bei Prostatakrebs mit über 70 % sehr gut.

87 Warum bezahlen die gesetzlichen Krankenkassen den PSA-Test dann nicht?

Der Test hat auch Nachteile. Der PSA-Wert ist äußerst sensibel, was die Gefahr von Überdiagnosen und Übertherapie birgt. Es werden auch Prostatatumore entdeckt, die ohne den PSA-Test nie aufgefallen wären und zu Lebzeiten nie zu Problemen geführt hätten. Der PSA-Test kann nicht zwischen aggressiven und harmloseren Krebstypen unterscheiden. Ebenso kann trotz PSA-Testung ein Prostatakrebs übersehen werden oder trotz erhöhten PSA-Spiegels manchmal kein Karzinom gefunden werden. Mancher Mann muss vermeintlich unnötige Prostatagewebebiopsien über sich ergehen lassen, und es bleibt Verunsicherung zurück. Bei einem auffälligen Wert über 4 ng/ml wird in der anschließenden Gewebeprobe statistisch nur bei jedem vierten Mann tatsächlich ein Prostatakrebs gefunden, bei einem PSA-Wert über 10 ng/ml bei jedem zweiten. Nach Einschätzung des Instituts für Qualität und Wirtschaftlichkeit im Gesundheitswesen (IQWiG) wiegt der Nutzen diesen potenziellen Schaden nicht auf. Daher wird die PSA-Bestimmung derzeit in Deutschland von den Kostenträgern nicht übernommen und muss im Einzelfall mit etwa 25–35 Euro inklusive Beratung als individuelle Gesundheitsleistung (IGeL) selbst bezahlt werden. Die Deutsche Gesellschaft für Urologie hingegen empfiehlt eine Bestimmung des PSA-Wertes bei Männern in einem Alter zwischen 45 und 70 Jahren, die eine Lebenserwartung von noch mindestens zehn Jahren haben. Bei einer familiären Vorbelastung sollte der Wert schon ab dem 40. Lebensjahr regelmäßig bestimmt werden. Wichtig ist die ärztliche Beratung über Sinn und Nutzen sowie mögliche Folgen. Das Sicherheitsbedürfnis und die Persönlichkeit des Patienten müssen miteinbezogen werden. Schließlich muss jeder Mann selbst zwischen der Gefahr einer möglichen Überbehandlung und der Chance, einen Tod durch Prostatakrebs abzuwenden, abwägen.

88 Würde denn die Gesamtsterblichkeit an Prostatakrebs gesenkt, wenn alle Männer in dem genannten Alter sich testen lassen würden?

Wahrscheinlich ja! In Bezug auf die Sterblichkeit kamen zwei große Studien in den USA und Europa zu unterschiedlichen Ergebnissen. Zunächst wurde in Europa nach 13 Jahren Beobachtung eine Senkung der Sterblichkeit an Prostatakrebs durch ein PSA-Screening gesehen. In Amerika allerdings nicht, doch diese Studie hatte systematische Fehler, weil viele Männer der Kontrollgruppe den PSA-Wert »heimlich« bestimmen ließen. Nach Bereinigung dieses Effektes war auch hier eine Absenkung des Sterblichkeitsrisikos an Prostatakrebs feststellbar. Aber dennoch: Statistisch muss man 781 Männer testen und davon 27 behandeln, um ein Leben zu retten. So wurden 12 von 10.000 Männern vor einem Tod durch Prostatakrebs bewahrt, aber dafür 340 von 10.000 Männern unnötigerweise behandelt. Einer von 204 Getesteten stirbt trotzdem an Prostatakrebs.

89 Und wie ist Ihre persönliche Meinung, Herr Doktor?

Ich halte es für einen grundlegenden Fehler, in der Diskussion nur die Gesamtsterblichkeit in den Blick zu nehmen. Natürlich können Therapien wie Operation oder Bestrahlung Folgen und Nebenwirkungen haben. Das darf aber nicht als Grund gelten, generell dem Mann eine mögliche Heilung und damit die Verhinderung der Entstehung einer metastasierten Erkrankung zu verwehren. Hat Prostatakrebs vor der PSA-Ära noch viel Angst und Schrecken verbreitet, weil er erst in sehr fortgeschrittenen Stadien festgestellt wurde, so wird er heute eher »zu früh« entdeckt. Durch die Früherkennung werden die Diagnose und der Behandlungsbeginn um fünf bis sieben Jahre vorverlegt. Leider ist es in den letzten zehn Jahren aber wieder zu einer Verschiebung hin zu weiter fortgeschrittenen Tumorstadien und einer vierfach höheren Rate an Prostatakrebs mit Lymphknotenabsiedlungen gekommen, weil immer mehr Männer auf die PSA-Bestimmung verzichten. Dabei könnten durch PSA-Kontrollen die Rate an metastasierten Erkrankungen und somit starke Schmerzen, nebenwirkungsreiche Therapien und hohe Kosten vermieden werden.

90 Welches Vorgehen empfiehlt sich konkret zur Früherkennung?

Abhängig vom Ausgangs-PSA-Wert empfiehlt sich Folgendes:

Wissen aus der Praxis

Die PSA-gestützte Früherkennung von Prostatakrebs sollte mit dem 45. Lebensjahr beginnen. Wenn eine familiäre Vorbelastung besteht, wird eine erste Untersuchung schon ab 40 empfohlen. Liegt der PSA-Wert bei der ersten Bestimmung unter 1 ng/ml, genügt eine Kontrolle alle vier Jahre. Bei einem initialen PSA von 1–2 ng/ml beträgt das Kontrollintervall zwei Jahre, und bei einem Ausgangs-PSA über 2 ng/ml sollten Sie einmal pro Jahr den Wert kontrollieren lassen. Sollte der PSA-Wert mit über 70 Jahren noch unter 1 ng/ml liegen, so können Sie die PSA-Früherkennung mit gutem Gewissen beenden.

91 Was ist die PSA-Dichte?

Die PSA-Dichte beschreibt das Verhältnis des PSA-Wertes zur Größe der Prostata. Eine gutartige Vergrößerung erhöht den PSA-Wert um circa 10 % ihres Volumens. Beispiel: Bei einem Prostatagewicht von 50 g kann ein PSA-Wert von etwa 5 ng/ml erwartet werden.

92 Gibt es auch altersabhängige Normwerte?

Nicht offiziell. Aber da die Prostata mit dem Alter tendenziell wächst, werden folgende Grenzwerte vorgeschlagen.

Altersadaptierte Normwerte

< 50 Jahre: < 2,5 ng/ml
50–59 Jahre: < 3,5 ng/ml
60–69 Jahre: < 4,5 ng/ml
70–79 Jahre: < 6,5 ng/ml

Ziel der Einbeziehung von Alter und Prostatagröße in die Bewertung des PSA-Wertes ist es, unnötige Biopsien zu vermeiden, ohne behandlungsbedürftige Prostatakarzinome zu übersehen.

93 Was ist die PSA-Velocity?

Sie beschreibt die Anstiegsgeschwindigkeit des PSA-Wertes bezogen auf den Zeitraum von einem Jahr. Sie sollte nicht über 0,75 ng/ml pro Jahr liegen. Die Berechnung erfolgt auf der Basis von mindestens drei Werten.

94 Was bedeutet das »freie PSA«?

PSA kann entweder frei im Blut schwimmen oder an andere Eiweißmoleküle gebunden sein. Der Anteil des freien PSA wird oft als Ratio oder Quotient bezeichnet. Das freie PSA gibt zusätzlich hilfreiche Informationen. So gilt ein hoher freier Anteil von über 20–25 % als unverdächtig, während ein Zusammenhang zwischen einem niedrigen freien PSA unter 10 % und einem aggressiveren Prostatakarzinom in Studien nachgewiesen werden konnte.

95 Gibt es denn außer PSA noch andere Blut- oder Urintests, um das Risiko für Prostatakrebs zu bestimmen?

Ja! Es gibt einige molekulare Tests, die aber noch nicht routinemäßig eingesetzt werden. Der sogenannte PCA-3-Score wird nach Prostatamassage im Urin bestimmt. Ein Wert über 35 gilt als verdächtig. In den USA ist er für die Überprüfung der Notwendigkeit einer Wiederholungsbiopsie zugelassen; in Deutschland ist es eine Selbstzahlerleistung.

Übrigens können Hunde Prostatakrebs mit einer hohen Trefferquote im Urin erschnüffeln. Diese Erkenntnis ist zwar in der täglichen klinischen Praxis noch nicht umsetzbar, aber zumindest bietet sie Ansatzpunkte zur weiteren Erforschung des Stoffwechsels von Prostatakrebszellen.

96 Kann man Prostatakrebs im Ultraschall sehen?

Nicht zuverlässig! Im transrektalen Ultraschall (TRUS) sind nur zwei Drittel aller Prostatakarzinome sichtbar, nicht tastbare Tumore sogar nur in einem Drittel der Fälle. Bei dieser Untersuchung wird mit einer fingerdicken Ultraschallsonde die Prostata vom After her beurteilt. Tumore sind auf dem Schwarz-Weiß-Bild oft als dunklere Herde sichtbar. Wenn der Tumor sichtbar ist, kann der TRUS helfen, die Größe, Lage und Ausdehnung des Tumors zu bestimmen und zu klären, ob der Tumor die Prostatakapsel durchbrochen hat. Sichtbare Tumore können dann zielgenau biopsiert werden. Andere Untersuchungsverfahren, die den Ultraschall mit einer Kontrastmittelgabe, einer Durchblutungsmessung oder einer Messung der Gewebefestigkeit (Elastografie) kombinieren, werden derzeit nicht zum Routineeinsatz empfohlen, da die Verlässlichkeit, einen Tumor zu erkennen, nicht deutlich erhöht wird.

97 Mein Arzt hat mir ein MRT der Prostata empfohlen. Was ist das?

Ein Magnetresonanztomogramm (MRT) wird auch als Kernspintomogramm bezeichnet. Dabei werden mithilfe von Radiowellen und starken Magneten detaillierte Bilder von Weichteilen im Körper erzeugt. Die Untersuchung findet in einer Magnetröhre statt und dauert circa 30 Minuten. Es darf kein magnetisch reagierendes Metall (Herzschrittmacher, Prothesen, Pumpen) im Körper sein. In der Regel wird das Kontrastmittel Gadolinium gespritzt, um Details besser erkennen zu können. Moderne Geräte haben eine Feldstärke von 1,5–3 Tesla. Der unangenehme Einsatz einer Sonde im Enddarm ist damit meist nicht mehr notwendig. Bei einer neueren MRT-Technik wird ein Standard-MRT mit zusätzlichen Messungen kombiniert (multiparametrisches MRT, mpMRT). Beispielsweise kann die Diffusion von Wassermolekülen (diffusionsgewichtetes MRT) oder die Passage von Kontrastmittel (dynamisches kontrastverstärktes MRT) in Tumorgewebe verändert sein. Die Ergebnisse werden mithilfe des »Prostate Imaging – Reporting and Data System« (PI-RADS) beschrieben. Die Skala reicht von PI-RADS 1 (signifikanter Krebs sehr unwahrscheinlich) bis zu PI-RADS 5 (signifikanter Krebs sehr wahrscheinlich). Durch den Einsatz eines mpMRT vor einer geplanten Biopsie können 12–18 % mehr an klinisch bedeutsamen Tumoren entdeckt werden.

98 Und wann wird das MRT in der Diagnostik eingesetzt?

Noch ist das MRT nicht Bestandteil der Routineabklärung bei Erstverdacht auf Prostatakrebs. Seinen Stellenwert hat es vor allem bei fortbestehendem Karzinomverdacht nach vorausgegangener Biopsie ohne Krebsnachweis. Es kann aber in Einzelfällen schon in der Erstdiagnostik vor einer Biopsie eingesetzt werden. Die Entdeckungsrate gegenüber der herkömmlichen Biopsie ohne vorherige

Bildgebung kann um etwa 10 % gesteigert werden. Die Entdeckungsrate von Tumoren liegt laut Studien, die den MRT-Befund mit dem Gewebebefund nach einer Operation verglichen haben, bei 70 %. Allerdings werden noch immer 10–20 % der relevanten Karzinome auch im MRT nicht erkannt. Eine systematische Biopsie bleibt also unverzichtbar. Für die Zukunft gibt das MRT Anlass zur Hoffnung, dass man aggressive und nicht-aggressive Tumore alleine durch Bildgebung zuverlässiger voneinander unterscheiden kann.

99 Wann ist eine Biopsie notwendig?

Sollte aufgrund des PSA-Wertes, des Tastbefundes oder der Bildgebung (TRUS, MRT) der Verdacht auf das Vorliegen eines Prostatakrebses bestehen und sollten sich aus einer möglichen Krebsdiagnose Konsequenzen ergeben, so wird die Entnahme von Gewebe aus der Prostata zur mikroskopischen Untersuchung empfohlen. Diese Untersuchung heißt Prostatastanzbiopsie. Nur so kann sicher zwischen einer gutartigen Vergrößerung, einer Prostataentzündung und einem Prostatakrebs unterschieden werden.

100 Wie läuft eine Biopsie ab?

Eine Gewebeentnahme ist die einzige Möglichkeit, um Prostatakrebs sicher zu diagnostizieren. Die Biopsie wird über die gleiche Ultraschallsonde wie beim TRUS (siehe Frage 96) vom After her durchgeführt. Meist geschieht dies in Seitenlage mit angezogenen Knien oder in Rückenlage mit hochgelagerten Beinen. Zunächst wird die Prostata über eine sehr dünne Nadel mit einem lokalen Betäubungsmittel schmerzunempfindlich gemacht. In Einzelfällen kann auch eine kurze Vollnarkose durchgeführt werden. Dann wird unter Sichtkontrolle eine Hohlnadel durch die Ultraschallsonde oder an ihr entlang bis zur Prostata geführt. Über eine Art Schussgerät mit Rückholmechanismus wird die Hohlnadel sehr schnell in das Prostatagewebe vor- und zurückbewegt. So werden feine Gewebezylinder aus der Prostata »herausgestanzt«. Das Verfahren ist weit verbreitet und sicher. Der Eingriff dauert nur wenige Minuten, und nach kurzer Beobachtungszeit kann die Praxis wieder verlassen werden.

101 Welche Risiken gibt es bei einer Biopsie?

Die häufig geäußerte Angst vor der »Verschleppung« von Tumorzellen im Stichkanal oder vor dem »Aufwecken eines schlafenden Tumors« ist bei der Prostatabiopsie nicht begründet. Weil der Eingriff über den Enddarm erfolgt, können aber Darmbakterien in die Prostata oder in die Blutbahn gelangen und Fieber verursachen. Um einer bakteriellen Infektion vorzubeugen, wird vor dem Eingriff ein Antibiotikum gegeben. Da eine zunehmende Resistenz von Bakterien gegen die gängigen Antibiotika zu verzeichnen ist, wird in den letzten Jahren auch häufiger ein »sauberer« Zugangsweg zur Prostata über den Damm zwischen Hodensack und After gewählt. Nach der Biopsie können Blutbeimengungen im Urin, im Stuhl und im Ejakulat auftreten. Dies geschieht häufig, ist aber harmlos und beruhigt sich in der Regel nach wenigen Tagen von alleine. Trotz Blut im Sperma ist Geschlechtsverkehr erlaubt. Durch ein Anschwellen der Prostata kann der Harnstrahl vorübergehend abgeschwächt sein. Die Komplikationsrate insgesamt ist mit unter 1 % gering.

102 Wie zuverlässig weist die Biopsie einen Prostatakrebs nach?

Um über alle Areale der Prostata eine repräsentative Aussage machen zu können, werden mindestens zwölf Stichproben an festgelegten Stellen systematisch entnommen und getrennt zur feingeweblichen Untersuchung geschickt. Die Anzahl der zu entnehmenden Proben kann auch höher sein. Das hängt von der Prostatagröße ab. Die Gewebezylinder schaut sich der Pathologe dann sorgfältig unter dem Mikroskop an, um nach bösartig veränderten Zellen zu suchen. Statistisch wird bei 25–40 % aller biopsierten Männer ein Krebs diagnostiziert. Bei einem PSA-Wert über 4 ng/ml wird in einem von vier Fällen ein Karzinom gefunden, bei einem PSA-Wert über 10 ng/ml bei jedem zweiten Mann. Aber etwa jeder vierte bestehende Prostatakrebs wird durch die Biopsie nicht entdeckt, insbesondere wenn der Tumor in den bildgebenden Verfahren nicht zu erkennen ist.

103 Wie geht es weiter, wenn in der Biopsie nichts gefunden wurde?

Besteht bei unauffälliger Biopsie der Tumorverdacht weiterhin, so sollten ein multiparametrisches MRT der Prostata und anschließend gegebenenfalls eine Kombination aus gezielter MRT-Biopsie und systematischer Biopsie erfolgen. Bleibt auch diese ohne Krebsnachweis, wird nur der PSA-Verlauf weiter engmaschig kontrolliert.

104 Was ist eine MRT-Biopsie?

Wenn in der MRT-Voruntersuchung auffällige Herde gesehen wurden, so kann in einer zweiten Sitzung das MRT während einer Prostatabiopsie verwendet werden, um die Nadeln gezielt an die suspekten Stellen der Prostata zu führen. Dies wird in dem gleichen Röntgeninstitut wie die Erstuntersuchung durchgeführt und ist technisch anspruchsvoll und zeitaufwendig.

105 Was ist eine Ultraschall-fusionsgesteuerte Prostatabiopsie?

Da nicht alle Röntgeninstitute, die ein MRT der Prostata durchführen, auch in der Lage sind, eine gezielte Biopsie der auffälligen Herde durchzuführen, gibt es spezielle Computerprogramme, die es dem Urologen ermöglichen, die MRT-Bilder mit seinen Ultraschallbildern zu verschmelzen. Auf diese Weise kann er selbst die im MRT beschriebenen Areale finden und gezielt punktieren. In den aktuellen Leitlinien wird zusätzlich zu dieser gezielten Biopsie gleichzeitig eine systematische Zwölffach-Biopsie empfohlen, um auch Auskunft über einen möglichen Tumorbefall der übrigen Prostata zu erhalten.

106 Was beschreibt der Pathologe im Gewebebefund?

Falls der Pathologe im entnommenen Gewebe Karzinomzellen findet, bestimmt er daran die Bösartigkeit der Zellen, den sogenannten »Gleason-Score«. Außerdem wird die Anzahl der befallenen Stanzen und die Menge des befallenen Gewebes, die »Tumorlast«, bestimmt. So wird die Lokalisation und Ausdehnung des Krebses in der Prostata möglichst genau beschrieben. Zudem macht der Pathologe eine Aussage zu einer möglichen Infiltration der prostataversorgenden Blutgefäße und der Nervenscheiden. Aus allen Informationen ergibt sich zusammen mit dem vorherigen PSA-Wert die Einteilung in Risikogruppen. Diese Risikoeinschätzung gibt dann wiederum vor, ob eine weitere Röntgendiagnostik notwendig ist und welche Therapieoptionen angeboten werden können.

107 Was sagt der »Gleason-Score« aus?

Um zu beurteilen, wie aggressiv ein Tumor wächst, also wie wahrscheinlich Zellen sich teilen und ausbreiten, wurde ein Beurteilungssystem etabliert. Diese Klassifizierung heißt »Gleason-Score«. Dabei wird jedem veränderten Gewebebereich anhand seines Wachstumsmusters ein Wert zwischen 3 und 5 zugeordnet. Werte unter 3 sind »fast normal«. Der Wert 3 beschreibt einen langsam wachsenden Tumor, der Wert 5 steht für eine aggressive Wachstumsform. Zur Bestimmung des Gesamtwertes werden die Punkte der beiden häufigsten Erscheinungsformen in den Gewebeproben addiert. Findet sich zum Beispiel überall nur der Wert 3, so ergibt sich ein Gesamt-Gleason-Score von 3 + 3 = 6. Dies ist der am langsamsten wachsende Prostatakrebs. Der höchste Wert von 10 hingegen steht für eine extrem aggressive Krebsart. Der Gleason-Wert hilft also den behandelnden Ärzten dabei, den Tumor in eine niedrige, mittlere oder hohe Risikogruppe einzuteilen. Im Allgemeinen werden Gleason-6-Tumore als Niedrigrisiko-Krebs behandelt. Gleason-Stufe 7 stellt die mittlere Risikogruppe dar, und alle Werte von 8 oder höher gehen mit einem erhöhten Risiko einher (siehe Frage 116). Aktuell ist der Gleason-Score der wichtigste Prognosefaktor bei Prostatakrebs. Der noch als experimentell einzustufende Decipher®-Test untersucht an Karzinomgewebe die Ausprägung von 22 verschiedenen Genen, um die Fähigkeit eines Karzinoms zur Metastasenbildung noch besser vorhersagen zu können.

108 Bei mir wurde Prostatakrebs festgestellt. Was nun?

Die wichtigste Botschaft vorweg: Keine Panik! Ruhe bewahren! Nicht in Aktionismus verfallen! Eine Krebsdiagnose ist zunächst immer beängstigend. Aber gerade bei Prostatakrebs ist eine differenzierte Betrachtung notwendig, da es sehr unterschiedliche Ausprägungsformen gibt. In den allermeisten Fällen ist Prostatakrebs gut behandelbar, oft sogar heilbar. Es gibt nach der Diagnose immer genügend Zeit, die notwendigen Zusatzuntersuchungen zu machen. Und erst wenn alle Informationen über die Art von Prostatakrebs und sein Wachstum vorliegen, kann man beurteilen, ob und wie schnell und wie aggressiv die Behandlung erfolgen sollte. In die Entscheidung fließen neben den Tumorcharakteristika das Alter, der allgemeine Gesundheitszustand und die Abwägung zwischen Heilungschancen und der Gefahr von Nebenwirkungen ein.

109 Mein Arzt hat mich nach der Diagnose zu Röntgenuntersuchungen geschickt. Wieso?

Prostatakrebs kann in die benachbarten Samenblasen oder in die Harnblase einwachsen. Auch eine Streuung über Lymphbahnen oder die Blutbahn ist möglich. Selten streut Prostatakrebs in andere Organe oder die Lunge, häufiger jedoch in das Knochensystem. Daher muss neben dem Gleason-Score der gesamte Körper auf mögliche Absiedlungen untersucht werden. Die Gesamtheit dieser Untersuchungen nennt man auch »Staging«. Nur so kann vor einer möglichen Behandlung der Prostatakrebs einer Risikogruppe zugeordnet werden. Im Verlaufe einer Behandlung werden diese Untersuchungen regelmäßig wiederholt, um mögliche Veränderungen frühzeitig zu entdecken, sofern sich mögliche Therapieänderungen daraus ergeben.

110 Was ist eine Computertomografie (CT)?

Eine Computertomografie verwendet Röntgenstrahlen aus einer Röntgenröhre, die sich in einem Ring um den Körper bewegt. So werden detaillierte Querschnittsbilder des Körpers erstellt. Dies kann hilfreich sein, um festzustellen, ob sich Prostatakrebs in nahe gelegene Lymphknoten ausgebreitet hat. Die Empfindlichkeit zur Entdeckung befallener Lymphknoten liegt allerdings nur knapp über 50 %, da diese erst ab einer bestimmten Größe gesehen werden können. Ein weiterer Nachteil dieser schmerzfreien Untersuchung ist die damit verbundene Strahlenbelastung. Da ein jodhaltiges Kontrastmittel gegeben wird, müssen vor der Untersuchung die Schilddrüsen- und Nierenwerte im Blut bestimmt werden.

111 Oder ist ein MRT des kleinen Beckens genauer?

Ja, aber nur bei einer bestimmten Fragestellung: Um das Einwachsen des Tumors in Nachbarstrukturen außerhalb der Prostata und in die Samenblasen zu untersuchen, ist ein Magnetresonanztomogramm (MRT) besser geeignet als die Computertomografie (CT). Bei der Entdeckung befallener Lymphknoten zeigt das MRT keine Vorteile.

112 Welche Untersuchungen sind in welcher Situation notwendig?

Zusätzliche Röntgenuntersuchungen werden laut Leitlinien für die Hochrisikogruppe mit einem Gleason-Wert von mindestens 8 oder einem PSA-Wert über 10 ng/ml empfohlen. Hier eine Übersicht:

Bildgebung bei Prostatakrebs

- Keine Bildgebung bei Karzinom der niedrigen Risikogruppe
- CT-Bauchraum oder MRT-Becken bei Gleason mind. 8 oder lokal fortgeschrittenem Tumor
- Skelettszintigrafie bei PSA > 10 ng/ml oder Gleason mind. 8 oder lokal fortgeschrittenem Tumor
- PSMA-PET/CT in der Primärdiagnostik nur im Rahmen von Studien (siehe Frage 166)

113 Was ist eine Skelettszintigrafie?

Wenn sich Prostatakrebs auf entfernte Körperteile ausbreitet, geht er oft zuerst in die Knochen. Um nach Knochenabsiedlungen zu suchen, ist eine Untersuchung namens Skelettszintigrafie oder kurz »Knochenscan« notwendig. Dazu wird eine kleine Menge eines schwach radioaktiven Materials (meist markiertes Technetium) in die Blutbahn gespritzt. Das Material lagert sich in beschädigten Knochenbereichen im gesamten Körper an. Eine spezielle Kamera erkennt die Radioaktivität und erstellt ein Übersichtsbild des Skeletts. Die Strahlenbelastung ist dabei eher gering. Allerdings dauert die Untersuchung mehrere Stunden. Da auch starker Gelenkverschleiß, alte Knochenbrüche oder Entzündungen in der Untersuchung »leuchten« können, sind manchmal ergänzende Röntgenaufnahmen notwendig, um einen Verdacht zu bestätigen oder auszuschließen. Eine noch höhere Exaktheit als die Szintigrafie mit 78–88 % bei der Entdeckung von Knochenmetastasen hat das Ganzkörper-MRT mit 91 %. Dieses ist aber wegen der geringen Verfügbarkeit noch keine Routinediagnostik.

114 Nach welchen Schweregraden wird der Prostatakrebs dann eingeteilt?

Nach Abschluss aller Zusatzuntersuchungen wird das Ausmaß des Krebses nach der sogenannten TNM-Klassifikation beschrieben. Unter Hinzunahme von PSA-Wert und Gleason-Score erfolgt eine Einteilung in drei Risikogruppen, um die Behandlungsoptionen zu bestimmen.

115 Was ist das TNM-System?

Das TNM-System dient zur Beschreibung der Tumorausbreitung im Körper. Dabei steht »T« für »Tumor« und beschreibt das Wachstum in und um die Prostata. »N« steht für »Noduli«, also ob Absiedlungen in Lymphknoten bestehen, und »M« steht für »Metastasen«, also Fernabsiedlungen in anderen Organen oder im Knochen.

Klassifikation nach dem TNM-System

T1 = Tumor ist nicht tastbar und in der Bildgebung nicht sichtbar
T1a = Zufallsbefund bei OP einer gutartigen Vergrößerung in weniger als 5 % des Gewebes
T1b = Zufallsbefund bei OP einer gutartigen Vergrößerung in mehr als 5 % des Gewebes
T1c = Diagnose durch Stanzbiopsie wegen erhöhtem PSA-Wert
T2 = Sichtbarer oder tastbarer, aber organbegrenzter Tumor
T2a = Tumor nimmt weniger als die Hälfte eines Prostatalappens ein
T2b = Tumor nimmt mehr als die Hälfte eines Prostatalappens ein
T2c = Tumor ist in beiden Prostataseitenlappen nachweisbar
T3a = Tumor hat die Prostatakapsel durchbrochen
T3b = Tumor ist in eine der Samenblasen eingewachsen
T4 = Tumor hat umliegende Gewebe (Blase, Darm, Beckenwand) befallen

N0 = Keine Lymphknotenmetastasen nachweisbar
N1 = Befall der Beckenlymphknoten

M0 = Keine Fern- oder Organmetastasen nachweisbar
M1a = Lymphknotenbefall außerhalb des Beckens
M1 = Fern- oder Organmetastasen nachweisbar

Vor einer Therapie erhält die Tumorformel das Vorzeichen »c« für klinisch (also durch Untersuchungen) ermittelt, nach einer Operation wird die genaue Ausdehnung durch den Pathologen beschrieben, was durch das Vorzeichen »p« gekennzeichnet wird.

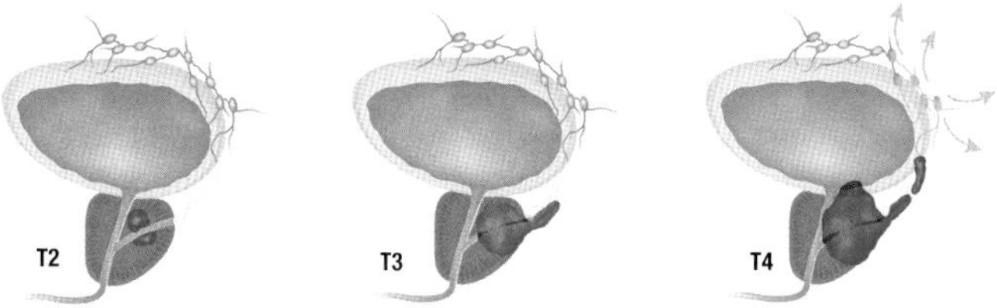

5 Die Tumorstadien des Prostatakarzinoms

116 Was sind die Risikogruppen nach D'Amico?

Wenn man die Faktoren TNM-Stadium und PSA-Wert und Gleason-Score zusammennimmt, kann eine endgültige Einteilung der Risikogruppen vorgenommen werden. Die nachfolgende Übersicht ist sehr wichtig, weil sich alle Therapien danach ausrichten.

Risikogruppen nach D'Amico

Niedriges Risiko: cT1–2a und Gleason 6 und PSA < 10 ng/ml
Mittleres Risiko: cT2b oder Gleason 7 oder PSA 10–20 ng/ml
Hohes Risiko: cT2c–4 oder Gleason 8–10 oder PSA > 20 ng/ml

117 Kann ich mein individuelles Risiko noch genauer ermitteln?

Ja! Es gibt Nomogramme, um das individuelle Risiko besser abschätzen und eine Prognose für Therapie und Verlauf abgeben zu können. So geben die sogenannten Partin-Tabellen anhand von PSA-Wert, Tastbefund und Gleason-Score genauer Auskunft über die Wahrscheinlichkeit einer Kapselüberschreitung, eines Samenblasenbefalls oder von Lymphknotenabsiedlungen. Eine Risikoabschätzung des Krankheitsverlaufs für die nächsten fünf Jahre bieten die sogenannten Kattan-Nomogramme. Solche statistischen Auswertungen großer medizinischer Datenmengen werden in Zukunft eine noch viel genauere computergestützte Risikoeinordnung ermöglichen. Hilfreiche Kalkulationsprogramme finden Sie online unter: *www.mskcc.org/nomograms/prostate*

118 Welche Therapien für Prostatakrebs gibt es überhaupt?

Sehr viele! Als Therapiemöglichkeiten eines lokal begrenzten Prostatakarzinoms stehen eine »aktive Überwachung« (ab Frage 126), eine vollständige operative Entfernung der Prostata (ab Frage 132) und verschiedene strahlentherapeutische Verfahren (ab Frage 149) zur Verfügung. Bei fortgeschrittenen oder metastasierten Tumoren kommen mehrere medikamentöse Optionen hinzu (ab Frage 169). Auch kontrolliertes Abwarten ohne aktive Behandlung kann eine Option sein.

119 Welche Behandlungen kommen bei einem niedrigen Risiko infrage?

Zur Erinnerung: In die Niedrigrisiko-Gruppe fallen Patienten mit einem Ausgangs-PSA-Wert unter 10 ng/ml, einem Gleason-Score von maximal 6 und einem T-Stadium bis 2a, das heißt, der Tumor nimmt weniger als die Hälfte eines Prostatalappens ein. Diese Prostatakrebsarten sind also klein und nicht außerhalb der Prostata gewachsen. Sie wachsen normalerweise sehr langsam und verursachen nur selten Symptome. Nachbeobachtungen haben gezeigt, dass Männer, die sich für eine aktive Überwachung entscheiden, die gleichen Chancen haben, zehn Jahre oder länger zu leben, wie jene Männer, die sich einer Operation unterziehen oder eine Strahlentherapie durchführen lassen. Somit kommen alle drei genannten Therapieoptionen gleichwertig infrage.

120 Welche Behandlungen kommen bei einem mittleren Risiko infrage?

Die mittlere Risikogruppe umfasst Patienten mit einem PSA-Wert zwischen 10 und 20 ng/ml oder einem Gleason–Score von 7 oder einer T-Kategorie 2b, das heißt, der Tumor nimmt mehr als die Hälfte eines Prostatalappens ein. Eine aktive Überwachung wird bei diesem Risikoprofil nicht mehr empfohlen. Krebserkrankungen der mittleren Risikogruppe, die nicht operiert oder bestrahlt werden, breiten sich mit größerer Wahrscheinlichkeit über die Prostata hinaus aus und verursachen Symptome. Zu den Behandlungsoptionen gehören die vollständige operative Entfernung der Prostata oder verschiedene Bestrahlungsverfahren. Alle Bestrahlungsoptionen können mit einer mehrmonatigen Hormontherapie kombiniert werden, wenn die Wahrscheinlichkeit eines erneuten Auftretens von Krebs aufgrund des PSA-Spiegels und/oder des Gleason-Scores höher ist. Für Männer, die älter sind oder schwerwiegende Gesundheitsprobleme haben, kann auch »abwartendes Beobachten« eine Option sein (siehe Frage 131).

121 Welche Behandlungen kommen bei einem hohen Risiko infrage?

Von einem hohen Risiko spricht man bei einem PSA-Wert über 20 ng/ml oder einem Gleason-Score von 8 oder höher oder einer T-Kategorie mindestens 2c, das heißt, der Tumor ist in beiden

Prostataseitenlappen nachweisbar oder hat die Prostatakapsel bereits durchbrochen. Manche Tumore haben auch schon die Samenblasen oder die Harnblase oder den Enddarm erreicht. Es ist deutlich wahrscheinlicher, dass solche Krebsarten nach einer Behandlung wieder auftreten als Tumore im früheren Stadium. Zu den Behandlungsoptionen gehören dann vorwiegend die verschiedenen strahlentherapeutischen Verfahren in Kombination mit einer Hormontherapie. Ausgewählte Fälle können auch operiert werden, worauf dann oft noch eine Strahlentherapie und/oder Hormontherapie folgen muss. Für ältere Männer, die für eine aggressive Behandlung nicht geeignet erscheinen, ist eine alleinige Hormontherapie oder kontrolliertes Abwarten eine Möglichkeit.

122 Wie schnell muss ich mich für eine Therapie entscheiden?

Bei niedrigem und mittlerem Risiko haben Sie in der Regel mehrere Wochen Zeit, sich die Therapieentscheidung reiflich zu überlegen. Bei hohem Risiko kann man die Zeit bis zur endgültigen Therapieentscheidung mit einer Hormontherapie überbrücken.

123 Und welche Therapie ist für mich die richtige?

Wir haben bisher fast nur über die Charakteristika des Tumors wie PSA-Wert, Aggressivität, Größe, Einwachsen in das umliegende Gewebe und Absiedlungen gesprochen. Natürlich spielen aber auch andere Faktoren wie Alter, Begleiterkrankungen, der allgemeine Gesundheitszustand, die individuelle Lebenserwartung und persönliche Präferenzen eine entscheidende Rolle.

Wissen aus der Praxis

Wichtig ist, dass Arzt und Patient vor einer möglichen Behandlung gemeinsam das Behandlungsziel klar definieren: Möchte man eine Heilung durch Operation oder Bestrahlung? Oder eine engmaschige Kontrolle im Rahmen der aktiven Überwachung? Oder bevorzugt man zum Erhalt der Lebensqualität nur eine Linderung von Beschwerden ohne heilende Absicht durch kontrolliertes Abwarten und eventuell eine Hormontherapie? Welche möglichen Nebenwirkungen ist man bereit, auf sich zu nehmen?

124 Kann man allgemeine Therapiegrundsätze formulieren?

Ja. In Abhängigkeit des Risikoprofils können folgende Empfehlungen gelten:

Therapieoptionen

- OP und Bestrahlung gelten bei niedrigem und mittlerem Risikoprofil als gleichwertig (für Patienten mit hohem Risikoprofil gibt es hierzu keine guten Studiendaten).
- Eine aktive Überwachung ist eine Behandlungsoption für Männer mit niedrigem Risikoprofil (gleiche Überlebensrate gegenüber OP oder Bestrahlung nach zehn Jahren).
- Männer mit aggressiven Tumoren sollten mit Absicht auf Heilung behandelt werden.
- Das Alter selbst spricht nicht grundsätzlich für oder gegen eine bestimmte Behandlungsform.
- Ein palliatives (linderndes) Vorgehen sollte bei eingeschränktem körperlichen Zustand erwogen werden.

Wissen aus der Praxis

Vor der Entscheidung für eine Therapie müssen auch die letzten Zweifel und Unklarheiten ausgeräumt werden. Sie sollten alle Ergebnisse und Therapieoptionen sowie die möglichen Konsequenzen verstanden haben. Viele Männer holen sich noch weitere Expertenmeinungen ein. Es gibt Prostatakrebszentren, in denen Urologen, Krebsspezialisten (Onkologen) sowie Strahlentherapeuten fachübergreifend eng zusammenarbeiten. Diese Fachleute können Ihnen die Vor- und Nachteile der einzelnen Therapieoptionen detailliert erklären. Die Patientenakademie der Deutschen Urologen hat ausführliche Informationsvideos und eine sehr nützliche individualisierte Entscheidungshilfe entwickelt: Neben den Tumordaten werden dabei Ihr Alter, die Begleiterkrankungen, die Sexualfunktion, Probleme beim Wasserlassen, die psychische Belastung und Ihre persönlichen Präferenzen berücksichtigt. Die Kontaktdaten finden Sie im Anhang.

12.5 Wer sind meine Ansprechpartner?

Die Hauptbezugsperson im Krankheitsverlauf ist der betreuende Urologe. Im Laufe der Diagnostik und Therapie kommen Sie dann mit mehreren anderen Fachgebieten in Kontakt (Radiologie, Nuklearmedizin, Strahlentherapie, Onkologie). Legen Sie immer eine Kopie der Befunde zu Ihren Akten und nehmen Sie alle Unterlagen mit zu den Beratungsgesprächen.

Wissen aus der Praxis

Es kann Zeitpunkte im Krankheitsverlauf geben, an denen man sich Rat von einem Psychologen wünscht. Nutzen Sie bei Bedarf solche Hilfs- und Unterstützungsangebote. Viele Prostatakrebspatienten finden Halt im privaten Umfeld. Zu allen Beratungsgesprächen sollten Sie eine enge Vertrauensperson mitnehmen. Auch die Erfahrung anderer Männer, die an Prostatakrebs erkrankt sind oder waren, kann sehr hilfreich sein. Hierzu gibt es Blogs, soziale Netzwerke und lokale Selbsthilfegruppen.

12.6 Muss mein Prostatakrebs denn überhaupt behandelt werden?

Nein, nicht jeder Prostatakrebs muss behandelt werden! Für Patienten mit niedrigem Risikoprofil wurde das Therapiekonzept der aktiven Überwachung oder englisch »Active Surveillance« eingeführt. Dabei wird der Prostatakrebs nicht behandelt, sondern nur kontrolliert. Männer mit einem kleinen Krebs, der die Prostata nicht verlassen hat, der sehr langsam wächst und keine Symptome verursacht, sind prinzipiell für dieses Vorgehen geeignet. Die genauen Einschlusskriterien gemäß den Leitlinien lauten: PSA-Wert unter 10 ng/ml, Gleason-Score 6, Tumorstadium maximal T2a, höchstens 2 von 12 befallenen Stanzzylindern in der Biopsie mit einem Tumoranteil pro Stanze von unter 50 %. Wichtige weitere Faktoren sind die persönlichen Präferenzen im Umgang mit der Krebserkrankung, also die Abwägung zwischen einer möglichen Heilung und den potenziellen Nebenwirkungen einer aktiven Therapie. Negative Auswirkungen auf die Sexualfunktion, das Wasserlassen oder den Stuhlgang sollen so vermieden werden. Voraussetzung ist, dass der Patient sehr gut über diese Behandlungsform informiert ist und die Hintergründe und Risiken versteht. Ziel ist es, eine invasive Behandlung so lange hinauszuzögern, bis der Tumor erkennbar fortschreitet. In Amerika entscheiden sich schon fast die Hälfte aller Männer mit Prostatakrebs im frühen Stadium für dieses konservative Vorgehen.

127 Wie genau läuft die aktive Überwachung ab?

Es erfolgt lediglich ein engmaschiges Monitoring mit regelmäßigen PSA-Tests, digital-rektalen Untersuchungen, Ultraschall und wiederholten Biopsien. Ergänzend wird in bestimmten Abständen ein multiparametrisches Magnetresonanztomogramm (mpMRT) durchgeführt.

Ablauf der aktiven Überwachung

Das Beobachtungsschema ist festgelegt: In den ersten beiden Jahren wird alle drei Monate der PSA-Wert bestimmt und die Prostata abgetastet, bei stabilem Verlauf danach halbjährlich. Aus der Dynamik der PSA-Werte kann man die PSA-Verdopplungszeit berechnen *(www.auo.or.at/psa/de/)*. Es wird alle sechs Monate ein Ultraschall der Prostata gemacht. Wenn noch keine MRT der Prostata vor der Diagnose erfolgt ist, so soll das (verbunden mit einer Kontrollbiopsie) in den ersten sechs Monaten nach Diagnose erfolgen, ansonsten genügt eine MRT-gesteuerte Kontrollbiopsie nach zwölf Monaten. Weitere Biopsien müssen nach 18 Monaten und drei Jahren erfolgen, danach alle drei Jahre. So kann der Arzt durch die aktive Überwachung rechtzeitig erkennen, wenn der Krebs wächst, und dann eine andere Therapieoption wie Operation oder Bestrahlung vorschlagen.

128 Wann muss man auf eine aktive Therapie wechseln?

Sollte der Tumor im Laufe der Zeit wachsen oder aggressiver werden, muss eine aktive Therapie empfohlen werden. Dies ist der Fall, wenn die oben genannten Kriterien nicht mehr erfüllt sind oder sich die PSA-Verdopplungszeit auf unter drei Jahre reduziert. Nur jeder dritte Patient benötigt in einem Zeitraum von zehn Jahren eine OP oder Bestrahlung. Aber die Kontrollen können aufwendig und belastend sein. Die meisten Männer wechseln zu einer aktiven Therapie, weil sie die Tatsache, einen unbehandelten Krebs in sich zu tragen, psychisch auf Dauer nicht ertragen können. In der Summe kommt es bei etwas mehr als der Hälfte der Männer in diesem Zeitraum zu einem Therapiewechsel.

129 Was sind die Vorteile der aktiven Überwachung?

Eine aktive Überwachung ist für Niedrigrisiko-Karzinome nach einer sorgfältigen Risikoeinstufung gut geeignet. Bei korrekter Durchführung mit engmaschigen Kontrollen erhält die aktive Überwachung die Lebensqualität, ohne die Heilungschancen im Falle einer notwendigen Therapie zu vermindern. In Bezug auf das Gesamtüberleben ist die aktive Überwachung nach einem Beobachtungszeitraum von zehn Jahren ebenso sicher wie die OP oder Bestrahlung. Sie ist kostengünstig und sicher.

130 Was sind Nachteile und Risiken der aktiven Überwachung?

Die aktive Überwachung ist zeitaufwendig, da die Kontrollen engmaschig und regelmäßig erfolgen müssen. Die Notwendigkeit wiederholter Biopsien schreckt viele Männer ab. Auch der psychologische Aspekt, einen unbehandelten Krebs in sich zu tragen, sollte nicht unterschätzt werden. Einige Männer bevorzugen daher aktive

Therapieformen, die den Krebs entfernen oder zerstören, und nehmen dafür mögliche Nebenwirkungen wie Harninkontinenz oder Impotenz in Kauf. Auch wenn die Gesamtüberlebensrate nach zehn Jahren genauso hoch ist wie bei einer OP oder Bestrahlung, so zeigten Männer unter aktiver Überwachung in der sogenannten ProtecT-Studie mit 6 % etwas häufiger nachweisbare Metastasen als aktive Therapien mit unter 3 %. Weitere Daten bleiben also abzuwarten, denn zehn Jahre Nachbeobachtung sind bei Niedrigrisiko-Prostatakrebs kein sehr langer Zeitraum.

131 Was bedeutet abwartendes Beobachten?

Von der aktiven Überwachung streng zu unterscheiden ist das abwartende Beobachten (englisch: »Watchful Waiting«). Hierbei wird nicht der Tumor bekämpft, sondern es werden nur eventuell auftretende Beschwerden behandelt. Die Strategie basiert auf der Erkenntnis, dass man auch mit einem Prostatakarzinom ohne heilende Behandlung lange leben kann. Studien aus Schweden zum natürlichen Krankheitsverlauf von Prostatakrebs zeigten, dass auch komplett unbehandelt nach über 30 Jahren nur 18 % der Männer Metastasen entwickelten und insgesamt 17 % an Prostatakrebs starben. Andersherum formuliert: Vier von fünf Männern sterben nicht an, sondern mit ihrem Prostatakrebs. Insbesondere bei älteren Patienten ist keine signifikante Minderung der Überlebenszeit zu erwarten. Abwartendes Beobachten wird dann angewendet, wenn ein Mann aufgrund seines Gesundheitszustandes oder des Alters nicht für eine aktive Therapieform geeignet ist oder eine Therapie ablehnt. Eine exakte Altersgrenze, ab wann ein Patient als nicht mehr therapiefähig gilt, kann nicht definiert werden. Daher ist eine individuelle Einschätzung des Allgemeinzustandes und der Lebenssituation unabdingbar. Hierzu gibt es ausführliche Fragebögen (sogenanntes geriatrisches Assessment). Diese Form der

Verlaufsbeobachtung eines Prostatakrebses ist nicht invasiv. Insbesondere die wiederholten Gewebeproben werden nicht durchgeführt, da sich keine Konsequenzen für das weitere Vorgehen ergeben. Für die Hochrisikogruppe ist das Vorgehen jedoch in der Regel nicht geeignet. Bei einem symptomatischen Voranschreiten des Tumors wird am ehesten eine Hormontherapie eingeleitet.

132 Unter welchen Voraussetzungen kann ich operiert werden?

Jeder auf die Prostata begrenzte Tumor kann prinzipiell operiert und potenziell geheilt werden. Dies gilt vom Grundsatz her für alle Risikogruppen. Prognostisch besonders günstig ist die Ausgangssituation, wenn der PSA-Wert unter 10 ng/ml liegt und die Prostatakapsel nicht durchbrochen ist (kleiner als T3a). Aber auch Männer mit lokal fortgeschrittenen Hochrisiko-Tumoren können unter Umständen von der Operation profitieren. Als Voraussetzung sollten der körperliche Zustand und das Alter vermuten lassen, dass noch eine Lebenserwartung von mindestens zehn Jahren besteht. Wenn jedoch Gesundheitsprobleme wie schwere Herzerkrankungen bestehen, welche die mit dem Eingriff verbundenen Risiken erhöhen würden, ist eine Operation möglicherweise nicht geeignet. Ein Narkosearzt muss vorher die Belastbarkeit für den Eingriff beurteilen.

133 Was wird bei der Operation gemacht?

Eine vollständige Entfernung von Prostata und Samenblasen ist eine relativ große Operation mit dem Ziel einer vollständigen Entfernung des Tumors und somit einer Heilung der Krebserkrankung. Die Fachbezeichnung für diese OP lautet radikale Prostatovesikulektomie.

Die Radikaloperation der Prostata

Bei der Operation werden die Prostata und der durch die Prostata verlaufende Anteil der Harnröhre sowie die beiden Samenblasen komplett entfernt. Benachbarte Organe sowie Blutgefäße und Nervenbahnen werden nach Möglichkeit geschont. Wenn die Prostata entfernt ist, wird eine neue Verbindung zwischen dem Blasenhals und dem Harnröhrenstumpf geschaffen, die sogenannte Anastomose. Bis diese Nahtstelle stabil abgeheilt ist, muss für einige Tage ein Harnröhrenkatheter eingelegt werden. Nach der Organentfernung beurteilt der Pathologe erneut die Bösartigkeit und Ausdehnung des Tumors sowie insbesondere die Schnittränder auf Tumorfreiheit.

134 Warum muss denn die gesamte Prostata entfernt werden? Und warum die Samenblasen?

Erstens wäre eine Teilentfernung der Prostata technisch sehr anspruchsvoll und kaum durchführbar. Zweitens zeigen sich in den Gewebeuntersuchungen oft auch an anderen Stellen in der Prostata kleine Krebsherde, sodass eine Teilentfernung auch unter kurativen Gesichtspunkten zweifelhaft erscheint. Drittens bilden Prostata und Samenblasen sozusagen eine Organeinheit, und viertens hätten die Samenblasen nach Entfernung der Prostata funktionell ohnehin keine Bedeutung mehr.

135 Welche verschiedenen Operationen gibt es?

Das Prinzip der kompletten Organentfernung unter Schonung der benachbarten Strukturen ist bei allen Operationsmethoden das gleiche. Die Verfahren unterscheiden sich vorwiegend durch technische Aspekte. Es gibt die klassische Schnittoperation über den Unterbauch mit einem Zugang zwischen Nabel und Schambein, die selten durchgeführte Schnittoperation über den Damm zwischen Hodensack und After sowie die »Schlüssellochchirurgie« über Bauchspiegelung (Laparoskopie). Letztere wird häufig als roboterassistierte Operation durchgeführt. In den letzten Jahren wurden große technische Fortschritte erreicht, sodass die Rate an Verletzungen von Nachbarorganen wie Blase, Enddarm oder Harnleiter sowie der Blutverlust während der Operation reduziert werden konnten. Es gelingen häufiger eine vollständige Tumorentfernung (sogenannte R-Null-Resektion) und eine Schonung von Potenz und Kontinenz. Studienergebnisse deuten darauf hin, dass alle drei Techniken ähnliche Heilungsraten haben. Die laparoskopischen Verfahren sind zwar mit einer längeren OP-Dauer, aber offenbar mit einem geringeren Blutverlust und einem kürzeren Krankenhausaufenthalt verbunden. Entscheidend ist auch hier die Erfahrung des Operateurs mit dem jeweiligen Verfahren.

136 Was genau ist die roboterassistierte Da Vinci®-Methode?

Bei diesem Verfahren macht der Operateur mehrere kleine Schnitte im Unterbauch, durch die er eine 3-D-Kamera und spezielle chirurgische Werkzeuge in den Bauchraum einführt. Die Instrumente steuert er allerdings nicht manuell, sondern über Roboterarme von einer Konsole im Operationssaal. Die Vorteile sind eine dreidimensionale Sicht bei zehnfacher Vergrößerung sowie zitterfreie Bewegungen der Instrumente. Bei der Da Vinci®-OP sind Blutverlust und Schmerzmittelbedarf geringer, und der Krankenhausaufenthalt ist kürzer. Auch die Potenz und die Kontinenz scheinen sich nach aktueller Datenlage bei der Da Vinci®-Methode schneller zu erholen. In Deutschland werden mittlerweile mehr als die Hälfte aller Operationen roboterassistiert durchgeführt.

137 Wann müssen die Lymphknoten bei der OP mit entfernt werden?

Wenn Prostatakrebs über die Lymphbahnen streut, so sind die Lymphknoten im Beckenbereich die ersten Stationen, in denen sich die Krebszellen absiedeln. Bei einem niedrigen Risikoprofil nach D'Amico werden die Lymphknoten meist nicht mit entfernt. Ab der mittleren Risikogruppe besteht ein etwas erhöhtes Risiko einer Metastasierung. Bei Tumoren mit Kapselbeteiligung (T3) empfiehlt sich auf jeden Fall eine zusätzliche Lymphknotenentfernung. Dazu werden bei der Operation im kleinen Becken auf beiden Seiten nach Möglichkeit mindestens zehn Lymphknoten entlang der Beckenblutgefäße entfernt. So erhält man eine zuverlässigere Aussage über kleinere Lymphknotenmetastasen als durch die Bildgebung mittels CT oder MRT. Die Lymphknotenentfernung ist eher eine diagnostische als eine therapeutische Maßnahme. Eine dadurch bedingte Lebensverlängerung ist nicht bewiesen. Im Falle eines Lymphknotenbefalls kann dann eine unterstützende Hormonentzugstherapie angeboten werden, die laut Studien einen Vorteil bringt.

138 Welche Risiken birgt eine Operation?

Eine Totaloperation der Prostata wird in Vollnarkose durchgeführt. Die damit verbundenen Narkoserisiken sind vor allem vom Gesundheitszustand des Patienten abhängig und beziehen sich dann meist auf Herz-Kreislauf- oder Beatmungsprobleme. Blutungen können während oder kurz nach der Operation auftreten. Eine Bluttransfusion ist allerdings selten erforderlich, beispielsweise bei einer Schlüssellochoperation bei weniger als einem von 100 Männern. Eine Thrombose, also ein Blutgerinnsel in den Venen des Beckens oder des Beines, kommt bei weniger als 2 % der Operationen vor. Verletzungen des nahe gelegenen Gewebes, einschließlich

Darm, Blutgefäße, Nerven und Beckenbodenmuskulatur, sind möglich. Infektionen und Wundheilungsstörungen treffen 1–5 von 100 Männern. Häufiger – mit bis zu 14 % der Fälle – ist die sogenannte Anastomosenstriktur, also eine narbige Verengung der Nahtstelle zwischen Blasenhals und Harnröhre. Falls Lymphknoten entfernt werden müssen, kommt es danach manchmal zu einer Lymphabflussstörung mit Schwellung an den Beinen oder im Genitalbereich.

139 Wie hoch ist die Wahrscheinlichkeit von Urinverlust nach der Behandlung?

Nach einer Operation kann auch ein unverletzter Schließmuskel anfangs »überfordert« sein. Außerdem können Probleme mit der Urinspeicherung auftreten. Mit gezieltem Training und medikamentöser Unterstützung bessert sich der Urinverlust in der Regel innerhalb einiger Wochen oder Monate. Drei Monate nach der Operation hat noch etwa die Hälfte der Männer mehr oder weniger Probleme mit der Urinkontrolle. Nach fünf Jahren sind es noch 10–20 %.

140 Welche Formen von Urinverlust gibt es?

Die häufigste Art von Urinverlust nach einer Prostataoperation ist die sogenannte Belastungsinkontinenz. Diese wird durch Probleme mit dem Blasenschließmuskel verursacht, der durch die Operation in seiner Lage verändert wird oder direkt geschädigt sein kann. Betroffene Männer verlieren Urin bei körperlicher Belastung wie Husten, Lachen, Niesen oder Sport. Männer mit einer Dranginkontinenz hingegen empfinden einen schwer kontrollierbaren, überfallsartigen Harndrang mit unwillkürlichem Urinverlust. Dies geschieht, weil die Blase nach der OP eine verminderte Speicherfähigkeit haben kann. Erfahrungsgemäß haben ältere Männer und Männer mit einer großen Prostata nach der Operation mehr Inkontinenzprobleme als jüngere Männer mit kleinen Drüsen.

141 Was kann man gegen Urinverlust tun?

Die Wiedererlangung der Blasenkontrolle nach der Operation kann durch Verhaltensempfehlungen und gezieltes Beckenbodentraining unterstützt werden. Die physiotherapeutischen Übungen sollten am besten schon vor der OP unter professioneller Anleitung erlernt und begonnen werden. Die Nachbetreuung erfolgt idealerweise im Rahmen einer dreiwöchigen Anschlussheilbehandlung. Auch blasenberuhigende Medikamente können unterstützend wirken (siehe Frage 37). Bei langfristig fortbestehender starker Belastungsinkontinenz kommen auch operative Verfahren wie die Unterfütterung des Schließmuskels oder eine Harnröhrenschlinge bis hin zum künstlichen Schließmuskel infrage.

142 Wie hoch ist die Wahrscheinlichkeit einer Impotenz nach der Operation?

Der Fachbegriff für »Impotenz« lautet erektile Dysfunktion. Diese ist definiert als die Unfähigkeit, eine für den Geschlechtsverkehr ausreichende Gliedversteifung zu erreichen oder aufrechtzuerhalten. Die Erektion wird von zwei Gefäß-Nerven-Bündeln kontrolliert, die auf beiden Seiten entlang der Prostata verlaufen. Wenn der Krebs in der vorherigen Biopsie nur in einem Seitenlappen der Prostata festgestellt wurde, kann versucht werden, dieses Nervengeflecht auf der Gegenseite zu schonen, bei kleinen Karzinomen manchmal auch beidseitig. Hierdurch kann die Chance auf einen Potenzerhalt erhöht werden. Leider ist die Impotenzrate nach OP noch immer sehr hoch. Selbst Zentren mit sehr viel Erfahrung in nervenerhaltenden Operationstechniken erreichen nur Potenzraten von 30–50 %. Auch hier spielt das Alter die wichtigste Rolle. Ob eine Erektionsstörung nach der OP auftritt, hängt von weiteren Faktoren wie Vorerkrankungen (beispielsweise Zuckerkrankheit), Medikamenteneinnahme (zum Beispiel Betablocker gegen Bluthochdruck) und dem Erektionsvermögen vor der OP ab. Fast alle Männer müssen mit einer gewissen Abnahme direkt nach der OP und einer nur langsamen Besserung der Erektionsfähigkeit im weiteren Verlauf rechnen. Die Erholungsphase kann von einigen Monaten bis zu zwei Jahre dauern. Außerdem kann es durch die OP zu einer Verkürzung des Penis um 1–2 Zentimeter kommen.

143 Kann ich nach einer Operation einen Samenerguss haben?

Nein! Nach einer Totaloperation ist kein Samenausstoß mehr möglich, da die samenbildenden Drüsen entfernt und die vom Hoden kommenden Samenleiter verschlossen sind. Demnach können nach der OP keine Kinder auf natürliche Weise mehr gezeugt werden. Männer, deren Familienplanung noch nicht abgeschlossen ist, können vor der Operation Spermien in einer Samenbank konservieren lassen. Das Gefühl eines Orgasmus kann hingegen auch ohne Erektion und Ejakulation erhalten bleiben. Einige Patienten berichten über Schmerzen oder störende Urinabgänge während eines solchen Orgasmus.

144 Was kann man gegen die Impotenz tun?

Die Therapie sollte so früh wie möglich beginnen. Dabei wird versucht, durch die tägliche niedrig dosierte Einnahme von »Potenzpillen« die Durchblutung aufrechtzuerhalten und so ein Verkümmern der Schwellkörper durch eine narbige Umbildung zu verhindern.

Wissen aus der Praxis

Medikamente, die in der Potenztherapie zum Einsatz kommen, heißen Phosphodiesterase-5 (PDE5)-Hemmer. Sie sind besser bekannt als Viagra® (Sildenafil) oder Cialis® (Tadalafil). Mittlerweile sind alle verfügbaren Wirkstoffe als günstige Generika-Präparate erhältlich. Die Mittel wirken nicht, wenn beide Gefäß-Nerven-Bündel bei der Operation entfernt wurden. Nach einer Strahlentherapie ist zumindest in der Anfangsphase eine Ansprechrate von 60–85 % beschrieben. Häufige Nebenwirkungen der Medikamente sind Kopfschmerzen, Hautrötungen, Magenverstimmungen, Sehstörungen und eine laufende oder verstopfte Nase. Die Sicherheit der Medikamente ist aber entgegen der landläufigen Meinung gut. Ausschlusskriterien für eine Einnahme sind lediglich eine instabile Angina Pectoris (beklemmender Brustschmerz), Herzrhythmusstörungen, Zustand nach Herzinfarkt oder Schlaganfall innerhalb der letzten sechs Monate und die Einnahme von sogenannten Nitrat-Medikamenten.

145 Welche Möglichkeiten gibt es außer den »Potenzpillen«?

Es gibt Wirkstoffe, die auch dann wirken, wenn die Nervenversorgung des Penis durch die Behandlung auf beiden Seiten beschädigt wurde. Das Mittel Alprostadil ruft sehr zuverlässig Erektionen hervor. Allerdings muss es fünf bis zehn Minuten vor dem Geschlechtsverkehr vom Patienten selbst in den Penisschwellkörper gespritzt oder als Zäpfchen in die vordere Harnröhre gegeben werden. Das klingt dramatisch, ist aber ähnlich wie die Insulinspritze beim Diabetiker gut zu erlernen und fast schmerzfrei durchführbar. Dennoch haben viele Männer Respekt vor dieser Selbstinjektion. Mögliche

Nebenwirkungen sind Schmerzen an der Einstichstelle, Schwindel und eine verlängert anhaltende Erektion. Eine weitere Option, um eine Erektion zu erzeugen, sind sogenannte Vakuumpumpen. Dabei wird ein Plastikzylinder über den Penis gestülpt und die Luft rein mechanisch aus dem Zylinder abgesaugt. Durch die Sogwirkung gelangt Blut in die Schwellkörper, und es entsteht eine Gliedversteifung. Das Abfließen des Blutes wird durch einen straffen Stauring an der Penisbasis verhindert und so die Erektion aufrechterhalten. Und zu guter Letzt können aufblasbare (hydraulische) Schwellkörperprothesen die Erektionsfähigkeit wiederherstellen, wenn alle anderen Methoden nicht helfen. Sie werden in Erwägung gezogen, wenn nach einem Jahr unter medikamentöser und mechanischer Therapie keine ausreichenden Erektionen auftreten. Zur Implantation ist eine OP erforderlich. Die Kosten werden im Gegensatz zu den anderen Therapien von fast allen Krankenkassen übernommen. Vier von fünf Männern zeigen sich mit einer solchen Prothese zufrieden.

Potenztherapien

- Phosphodiesterase-5 (PDE5)-Hemmer
- Schwellkörperinjektionstherapie (SKIT) mit Alprostadil
- Vakuumerektionshilfe
- Hydraulische Schwellkörperprothese

146 Soll ich nach der Operation in die Reha?

Ja! Sowohl nach einer Operation als auch nach der Bestrahlung wird Ihnen eine fachspezifische Rehabilitation angeboten. Diese sogenannte Anschlussheilbehandlung (AHB) sollte spätestens zwei Wochen nach der Entlassung aus dem Krankenhaus oder zwei bis vier Wochen nach der letzten Bestrahlung beginnen. Hier werden viele Hilfestellungen durch Urologen, Physiotherapeuten und Psychologen angeboten. Der Schwerpunkt liegt dabei auf der Behandlung eines möglichen Urinverlusts und der Beratung über die Behandlungsmöglichkeiten einer Impotenz sowie – falls gewünscht – einer psychoonkologischen Betreuung. Dies ist im Rahmen eines circa dreiwöchigen Aufenthalts in einer auf Prostatakrebs spezialisierten Einrichtung, aber auch als ambulante Maßnahme möglich. Die Antragstellung erfolgt durch einen der behandelnden Ärzte. Auch unter einer Hormonentzugstherapie und bei metastasiertem Krebs können solche Maßnahmen sinnvoll sein.

147 Wie läuft die Nachsorge nach der Operation ab?

Sieben von zehn Tumoren können durch Operation geheilt werden, bei drei von zehn Patienten kommt es nach einer gewissen Zeit zu einem Wiederauftreten des Tumors. Die Rückkehr einer Tumorerkrankung heißt auch Rezidiv. Durch eine strukturierte Nachsorge sollen diese Fälle rechtzeitig erkannt werden. Der wichtigste Nachsorge-Parameter ist der PSA-Wert. Das Eiweiß PSA hat eine Halbwertszeit von zwei bis drei Tagen; so lange braucht der Körper, um die Hälfte des noch im Blut vorhandenen PSA abzubauen. Unabhängig vom Ausgangswert sollte demnach sechs bis acht Wochen nach der Operation kein PSA mehr im Blut gefunden werden (weniger als 0,1 ng/ml). Bei ganz wenigen Männern ist aber PSA auch nach der Operation noch auf einem sehr niedrigen Niveau nachweisbar. Moderne PSA-Blutuntersuchungen können nämlich auch winzige Mengen an PSA nachweisen. Dies bedeutet jedoch nicht immer, dass noch Krebszellen im Körper vorhanden sind. Auch gutartige Zellen, die manchmal bei der OP an der Prostataspitze verbleiben, können kleine Mengen PSA produzieren. Zur Definition und Behandlung eines Rezidivs siehe Fragen 165–168.

Nachsorgeschema

- Im 1. und 2. Jahr PSA alle drei Monate
- Im 3. und 4. Jahr PSA alle sechs Monate
- Ab dem 5. Jahr PSA jährlich

148 Was tun, wenn der Prostatakrebs nicht komplett entfernt werden konnte?

Es gibt Situationen, in denen der Tumor bei einer Operation nicht vollständig entfernt werden kann oder die nachfolgende Gewebeuntersuchung ergibt, dass Tumorzellen bis an den Schnittrand herangewachsen sind (sogenannte R1-Situation). Auch ein Einwachsen des Tumors in die Samenblasen (Stadium pT3b) gilt als ungünstige Tumorkonstellation. In solchen Fällen sollte frühestens acht Wochen nach einer Operation zusätzlich das Gebiet, in dem die Prostata lag, bestrahlt werden, um möglicherweise verbliebene Krebszellen zu zerstören (sogenannte frühe adjuvante Radiatio, siehe Frage 157).

149 Kann man Prostatakrebs auch primär bestrahlen, anstatt zu operieren?

Ja! Alternativ zur Operation kann die Prostata auch von außen oder innen bestrahlt werden. Die Strahlentherapie verwendet energiereiche Strahlen, um Krebszellen abzutöten. In den meisten Fällen sind die Heilungschancen einer Strahlentherapie nachgewiesenermaßen gleichwertig zur Operation, alleine das Nebenwirkungsspektrum unterscheidet sich. Durch die fortschreitende technische Entwicklung ist die Strahlentherapie in den letzten Jahren genauer, effektiver und schonender geworden. Man unterscheidet eine äußere (externe) Bestrahlung durch die Haut von einer inneren Bestrahlung. Die Höhe der verabreichten Strahlendosis wird in der Einheit Gray (Gy) angegeben. Die Entscheidung zwischen Operation und Bestrahlung als Ersttherapie im lokal begrenzten Stadium ist eine sehr grundlegende, für die Sie sich ausreichend Zeit nehmen sollten!

150 Was ist eine äußere (externe) Strahlentherapie?

Bei der äußeren Bestrahlung wird Strahlung durch einen sogenannten Linearbeschleuniger von außerhalb des Körpers auf die Prostata fokussiert. Über verschiedene Einstrahlrichtungen kann eine therapeutische Dosis am Schnittpunkt der Strahlen erreicht werden. Diese Art der Bestrahlung kann für das lokal begrenzte Prostatakarzinom aller Risikogruppen verwendet werden. Neuere Techniken mit speziellen Zielvorrichtungen bündeln die Strahlung noch genauer auf den Tumor und können auch unregelmäßig geformte Volumina bestrahlen (IMRT = intensitätsmodulierte Radiotherapie). Auf diese Weise können dem Tumor höhere Strahlendosen verabreicht werden, und gleichzeitig wird die Strahlenbelastung gegenüber dem nahe gelegenen gesunden Gewebe verringert.

151 Wie genau läuft eine äußere (externe) Bestrahlung ab?

Zunächst wird zur dreidimensionalen Planung eine Computertomografie (CT) des Beckens durchgeführt. Anhand dieser Bilder kann der Bestrahlungsplan erstellt werden. Die festgelegte Gesamtstrahlendosis wird dann auf viele einzelne Termine verteilt. Pro Sitzung wird eine Strahlendosis von 1,8–2 Gy in den Körper gegeben. In der Regel wird über sieben bis neun Wochen lang an fünf Tagen pro Woche ambulant behandelt. Man kann auch die

Strahlendosis pro Sitzung erhöhen und dadurch den Behandlungszeitraum verkürzen (sogenannte Hypofraktionierung). Die Gesamtdosis sollte mindestens bei 74–78 Gy liegen, nur bei Patienten der Niedrigrisiko-Gruppe kann die Dosis auch etwas niedriger sein. Eine einzelne Bestrahlungssitzung ist schmerzfrei und erfolgt innerhalb weniger Minuten in Rückenlage, während sich das Bestrahlungsgerät um das Becken bewegt. Während der Bestrahlung wird die Lage der Prostata regelmäßig kontrolliert. Manchmal werden hierzu vorher kleine, im Röntgen sichtbare Marker (Goldseeds) in die Prostata implantiert. Ob eine zusätzliche Bestrahlung der Lymphabflusswege bei mittlerem und hohem Risikoprofil einen Vorteil bringt, ist noch unklar.

152 Was ist eine innere Bestrahlung (Brachytherapie)?

Bei der inneren Bestrahlung muss die Prostata in Narkose punktiert werden, um die Strahlenquellen über Nadeln in die Prostata einzubringen und von innen wirken zu lassen.

Der Begriff Brachytherapie bedeutet Kurzdistanztherapie, das heißt, die Strahlung legt im Gewebe nur eine sehr kurze Strecke zurück. Auf diese Weise kann auf kleinem Raum eine hohe Strahlendosis abgegeben und eine Schädigung nahe gelegener gesunder Gewebe reduziert werden. Man unterscheidet zwei Arten dieser Therapie. Bei der alleinigen Brachytherapie werden kleine »Seeds« (Samen) dauerhaft in der Prostata platziert, während bei der kombinierten Brachytherapie die Strahlenquelle nur für einen begrenzten Zeitraum in der Prostata verbleibt und die restliche therapeutische Dosis dann über eine zusätzliche äußere Bestrahlung zugeführt wird. Welche Methode angewendet wird, entscheidet der Strahlentherapeut anhand der Risikoeinteilung des Tumors.

153 Was ist die (alleinige) LDR-Brachytherapie?

Die alleinige Brachytherapie wird auch Seedimplantation oder LDR-Brachytherapie genannt. Bei diesem Verfahren werden in Narkose winzige Strahlenquellen (Seeds) aus radioaktivem Material (Jod oder Palladium) durch die Haut zwischen Hodensack und Anus in die Prostata eingebracht. Computerprogramme berechnen die benötigte Strahlungsdosis und die Anzahl der Seeds. Im Ultraschall wird die genaue Positionierung der Seeds überwacht. Meist wird für eine Nacht ein Harnblasenkatheter gelegt, um einer Blockade der Harnröhre durch Schwellung der Prostata vorzubeugen. Die Seeds geben wegen ihrer langen Halbwertszeit über Monate permanent eine niedrige Strahlungsdosis ab. Daher kommt der Begriff low-dose-rate (LDR). Sie verbleiben dauerhaft an Ort und Stelle, auch nachdem die radioaktive Wirkung abgeklungen ist. Diese Form der Strahlentherapie wird nur bei Männern mit Prostatakrebs im Frühstadium angewendet. Als Einschlusskriterien gelten die Tumorstadien T1 und T2, ein PSA-Wert unter 10 ng/ml und ein Gleason-Score von maximal 7a (3 + 4).

154 Was ist die (kombinierte) HDR-Brachytherapie?

Die Abkürzung HDR steht für high-dose-rate. Hierbei wird für eine kurze Zeit eine relativ hohe Einmaldosis von 8–10 Gy von innen verabreicht. Dazu werden in Narkose Hohlnadeln durch die Haut zwischen Hodensack und After in die Prostata eingeführt. Als Strahlungsquelle wird dann radioaktives Iridium-192 für 5 bis 15 Minuten in diese Hohlnadeln eingebracht (sogenanntes »Afterloading-Verfahren«). Meist erfolgt die Behandlung in zwei Sitzungen im Abstand von einer Woche und in Kombination mit einer fünfwöchigen äußeren Bestrahlung von weiteren etwa 45 Gy. Dieses Verfahren ist eine Option für Männer, die ein mittleres oder hohes Risiko haben. Durch die hohe Strahlendosis ist die Rate an

Harnröhrenverengungen im weiteren Verlauf erhöht. Schwierigkeiten beim Wasserlassen treten bei 10–20 % der Männer auf.

155 Was sind die Einschränkungen der Brachytherapie?

Das Risiko für Komplikationen beim Wasserlassen ist erhöht, wenn vor der Bestrahlung bereits Probleme bestanden. Bei Männern, die in der Vergangenheit eine Operation einer gutartigen Prostatavergrößerung wie beispielsweise eine transurethrale Resektion der Prostata (TUR-P, siehe Frage 42) hatten, kann es sein, dass nicht genug Restgewebe vorhanden ist, um die Seeds zu verankern. Umgekehrt können auch sehr große Prostatadrüsen oft aus technischen Gründen nicht behandelt werden, wenn die Seeds nicht an allen Stellen richtig platziert werden können. Eine Möglichkeit, dies zu umgehen, besteht darin, einige Monate zuvor eine Hormontherapie durchzuführen, um die Prostata zu verkleinern.

156 Wann sollte eine Strahlentherapie mit einer Hormontherapie kombiniert werden?

Bei lokal fortgeschrittenen Tumoren (T3) sollte die Bestrahlung mit einer Hormonentzugstherapie kombiniert werden (siehe ab Frage 169. Bei der sogenannten neo-adjuvanten Hormontherapie wird zwei bis drei Monate vor Beginn der Bestrahlung eine Hormontherapie begonnen und zwei bis drei Jahre nach der Bestrahlung fortgesetzt. So soll durch eine verringerte Zahl an Prostatakrebszellen während der Hormonentzugstherapie die Wirksamkeit der Bestrahlung erhöht werden. Alleine schon durch die Verkleinerung der Prostata um 15–30 % ergeben sich synergistische Effekte. Dieses Vorgehen zeigt insbesondere bei aggressiveren Tumoren bessere Heilungserfolge. Ein Überlebensvorteil und eine verlängerte Zeit bis zum Auftreten von Metastasen wurden in Studien bewiesen.

157 Was ist eine frühe oder späte zusätzliche (adjuvante) Bestrahlung nach OP?

Erfolgt eine Bestrahlung unmittelbar nach einer Operation, weil der Tumor nicht vollständig entfernt werden konnte, so spricht man von einer frühen adjuvanten Bestrahlung. Erfolgt dies erst im Falle eines Wiederauftretens des Prostatakrebses mit einem zeitlichen Abstand nach der Ersttherapie, so spricht man von einer späten adjuvanten Bestrahlung. Ein anderer Begriff lautet Salvage-Radiatio. Wird die Bestrahlung nach einer Operation schon bei einem PSA-Wiederanstieg auf 0,2 ng/ml eingeleitet, so liegen die Erfolgschancen bei 80 %. Da es mit bildgebenden Verfahren meistens nicht gelingt, die verbliebenen Tumorzellen darzustellen, erfolgt aufgrund der wahrscheinlichsten Lokalisation des Rezidivs eine Bestrahlung der ehemaligen Prostataloge, also jenes Gebietes, in dem vor der Operation die Prostata lag. Es wird eine Dosis von mindestens 63–66 Gy appliziert. Die Lymphabflussgebiete im Becken werden oft mit 45–50 Gy mitbestrahlt. Generell gilt in einer solchen Situation: Je früher der Beginn der Zusatztherapie, umso besser sind die langfristigen Ergebnisse.

158 Was sind die akuten Nebenwirkungen einer Bestrahlung?

Eine Strahlentherapie kann zu Müdigkeit führen, die möglicherweise erst einige Wochen oder Monate nach Beendigung der Behandlung verschwindet. Etwa ab der vierten Behandlungswoche können akute Reaktionen wie Rötungen der Haut im Einstrahlungsgebiet oder Reizungen von Nachbarorganen wie Harnblase oder Enddarm auftreten. Dies kann beispielsweise zu Durchfall führen, manchmal mit Blut im Stuhl, was etwa bei jedem zehnten Mann auftritt (sogenannte Strahlenproktitis). Beschwerden beim Wasserlassen mit brennenden Schmerzen oder Blut im Urin berichten fast 40 % der bestrahlten Männer. Bei bis zu 7 von 100

Männern kommt es zu häufigen Toilettengängen, gelegentlich mit unkontrolliertem Urinabgang. Insbesondere nach einer Brachytherapie kann die Prostata durch die notwendigen Punktionen anschwellen und einen akuten Harnverhalt verursachen. Man kann den Harnfluss durch eine Medikation mit Alphablockern (siehe Frage 35) verbessern.

159 Was sind die langfristigen Folgen einer Bestrahlung?

Nach einer Bestrahlung bessern sich akute Probleme mit dem Wasserlassen oder dem Stuhlgang normalerweise mit der Zeit. Wenn ein Urinverlust (Harninkontinenz) auftritt, handelt es sich dabei meist nicht um eine Schließmuskelschwäche, sondern eher um eine Drangsymptomatik. Hier können blasenberuhigende Medikamente eingesetzt werden (siehe Frage 37). Insgesamt tritt eine Harninkontinenz bei der Strahlentherapie seltener auf als nach der Operation. Das Risiko ist zunächst gering, steigt jedoch nach der Behandlung über mehrere Jahre etwas an. Letztlich ist etwa jeder zwanzigste Mann betroffen. Circa 3 % der bestrahlten Männer entwickeln eine narbige Engstelle in der Harnröhre, die möglicherweise einer operativen Erweiterung bedarf.

160 Wie ist es mit der Potenz nach einer Strahlentherapie?

Auch durch eine Strahlentherapie kann es zu einer Schädigung von Blutgefäßen, Nerven und dem Schwellkörpergewebe des Penis kommen, da diese teilweise im Bestrahlungsfeld liegen. Probleme mit der Erektionsfähigkeit treten meist nicht direkt nach der Strahlentherapie auf, sondern entwickeln sich langsam im Laufe der Zeit. Dies unterscheidet sich von der Operation, bei der die Potenzstörung sofort auftritt und sich mit der Zeit eher bessert. Die Impotenzrate liegt bei der Bestrahlung nach zwei bis drei Jahren bei 25–

40 %. Das Risiko, nach einer Bestrahlung Erektionsprobleme zu bekommen, steigt auch hier mit zunehmendem Alter. Veränderungen des Orgasmusgefühls und der Ejakulation werden ebenfalls beschrieben.

161 Wie läuft die Nachsorge nach einer Bestrahlung?

Die Nachsorge erfolgt nach dem gleichen Schema wie nach einer Operation, siehe Frage 147. In der Regel fällt der PSA-Wert nach einer Bestrahlung über ein Jahr lang kontinuierlich ab und bleibt dann auf einem sehr niedrigen Niveau. Ihren niedrigsten Wert, den sogenannten »Nadir«, erreichen die PSA-Werte oft erst zwei Jahre oder später nach der Behandlung. Auch geht der PSA-Wert in der Regel nicht wie bei der Operation ganz auf 0 ng/ml, da ja noch Prostatagewebe vorhanden ist. Die verbleibenden normalen Prostatazellen bilden weiter kleine Mengen PSA. Manchmal kommt es Monate oder sogar Jahre nach der Bestrahlung zu einem vorübergehenden PSA-Anstieg unklarer Ursache. Dieser sogenannte »Bounce« erreicht Werte bis zu 0,7 ng/ml über dem Nadir. Dennoch bedeutet das nicht zwangsläufig, dass der Krebs wieder aufgetreten ist.

162 Was tun, wenn der Krebs nach der Bestrahlung doch wieder auftritt?

Die Wahrscheinlichkeit des Wiederauftretens von Prostatakrebs nach einer Bestrahlung liegt über alle Risikogruppen verteilt bei 20–25 %. Eine weitere Behandlung sollte dann in Betracht gezogen werden, wenn der PSA-Wert bei mehreren aufeinanderfolgenden Kontrollen nach der Behandlung ansteigt und wenn er die Grenze von mehr als 2 ng/ml über dem niedrigsten Wert erreicht. Die Operation einer vorbestrahlten Prostata (sogenannte »Salvage-OP«)

wird nicht sehr häufig empfohlen, da das Risiko von Nebenwirkungen wie Urinverlust oder Erektionsproblemen deutlich erhöht ist. Wird sie trotzdem in Betracht gezogen, dann sollte das Rezidiv vor der Operation durch eine Gewebeprobe aus der bestrahlten Prostata gesichert werden. Aber auch eine zweite Strahlentherapie ist mit einem erhöhten Risiko schwerwiegender Nebenwirkungen verbunden. In einigen Fällen kann eine innere Bestrahlung als Zweitbehandlung nach äußerer Bestrahlung durchgeführt werden. Wenn das einzige Anzeichen für ein erneutes Auftreten von Krebs ein sehr langsam ansteigender PSA-Spiegel ist, kann auch eine aktive Überwachung eine Option sein. Wenn der PSA aber schnell ansteigt und lokale Behandlungen wie Operation, Strahlentherapie oder andere Alternativen nicht möglich oder zu riskant sind, so ist der nächste Schritt eine Hormontherapie.

163 Gibt es denn noch alternative Behandlungsverfahren?

Ja! Die verbreitetste alternative Methode zur Behandlung von Prostatakrebs ist der hochintensive fokussierte Ultraschall (HIFU). Er wird vor allem bei älteren Patienten als schonendere Variante eingesetzt. Dabei erzeugt ein gebündelter Ultraschallstrahl in der Prostata hohe Temperaturen von bis zu 90 °C. Prostatagewebe kann so unter Ultraschall-Sichtkontrolle zerstört werden. Für Patienten mit starken Beschwerden beim Wasserlassen ist diese Methode nicht geeignet. Die Rate an Inkontinenz liegt bei etwa 3 %, mit einer Einschränkung der Potenz ist in über der Hälfte der Fälle zu rechnen. Das Verfahren sollte aktuell möglichst nur im Rahmen von Studien angewendet werden. Andere Verfahren wie eine Hitzebehandlung über 42 °C (Hyperthermie) oder die Kältebehandlung (Kryotherapie) werden derzeit nicht empfohlen.

164 Könnte man denn auch nur den befallenen Teil der Prostata behandeln?

Das wird versucht. Solche fokalen Therapien, bei denen nur der erkrankte Teil der Prostata behandelt wird, haben das Ziel einer gleichwertigen Heilungsrate bei geringeren Nebenwirkungen. Voraussetzung ist, dass man den Tumor in der bildgebenden Diagnostik lokalisieren kann und man davon ausgeht, dass dies der einzige Krebsherd in der Prostata ist.

Folgende Therapieformen kommen zum Einsatz:

Fokale Prostatakrebstherapien

HIFU = hochintensiver fokussierter Ultraschall
IRE = irreversible Elektroporation: Elektroden im Tumor geben Hochspannungsstromimpulse ab.
VTP (vascular-targeted photodynamic therapy): Eine photoaktive Substanz wird in die Blutbahn gespritzt und dann über Laserfäden in der Prostata aktiviert.
Protonentherapie: Die Prostata wird mit positiv geladenen Wasserstoffatomkernen bestrahlt.

Alle diese Verfahren sollten nur für kleine Tumore der niedrigen Risikogruppe im Rahmen von Studien eingesetzt werden. Sie sind in Deutschland nicht sehr weit verbreitet und haben noch keinen Niederschlag in den Leitlinien gefunden. Und wie bereits bei Frage 134 erwähnt: Prostatakrebs tritt häufig an mehreren Stellen in der Prostata auf. Daher bin ich gegenüber diesen Therapieformen eher skeptisch.

165 Wie wahrscheinlich ist es, dass der Krebs nach der Behandlung wieder auftritt?

Jeder dritte bis vierte Mann muss nach einer OP oder Bestrahlung mit einem Wiederauftreten des Krebses, einem sogenannten »Rezidiv« rechnen. Die Rezidiv-Wahrscheinlichkeit ist bei fortgeschrittenen Tumorstadien natürlich entsprechend höher. Bei cT3-Tumoren liegt sie bei 50 %. Und etwa die Hälfte aller Rückfälle tritt bereits in den ersten beiden Jahren nach der Behandlung auf. Es gibt allerdings auch Spätrezidive nach vielen Jahren.

Wissen aus der Praxis

Von einem Rezidiv nach einer Operation spricht man bei einem PSA-Anstieg über 0,2 ng/ml. Das Wiederauftreten des Tumors nach einer Bestrahlung ist durch einen PSA-Anstieg von mindestens 2 ng/ml über den tiefsten in der Nachsorge gemessenen Wert definiert.

166 Was ist eine PSMA-PET/CT und wann wird diese eingesetzt?

Die PSMA-PET/CT ist eine hochempfindliche Methode zur Lokalisation von Tumorherden im Falle eines Wiederauftretens des Tumors nach Operation oder Bestrahlung. Sie nutzt das prostataspezifische Membranantigen (PSMA). Dies ist ein Eiweiß, das hauptsächlich auf der Oberfläche von Prostatakrebszellen vorkommt. Auf gesunden Prostatazellen und anderen Gewebestrukturen findet sich dieses Oberflächeneiweiß nur in geringerer Konzentration. Daher eignet sich PSMA sehr gut, um zwischen gesunden Strukturen und Tumorgewebe zu unterscheiden. Über das Schlüssel-Schloss-Prinzip können sich radioaktiv markierte Arzneimittel an das PSMA binden. Mittels einer sogenannten Positronen-Emissions-Tomografie (PET) können diese Stellen dann sichtbar gemacht werden. Gleichzeitig wird zur exakten räumlichen Zuordnung des PET-Befundes eine Computertomografie (CT) durchgeführt. Nach aktuellen Leitlinien-Empfehlungen sollte die PET/CT erst bei einem PSA-Anstieg über 1 ng/ml nach einer Operation eingesetzt werden. Dennoch ist bei etwa einem Drittel der Patienten selbst bei einem deutlichen PSA-Anstieg auch durch die PET/CT eine Tumorlokalisierung nicht möglich. Wegen der Kombination von zwei Röntgenverfahren ist die Untersuchung mit einer nicht zu vernachlässigenden Strahlenbelastung verbunden.

167 Woher weiß man, wo das Rezidiv sitzt?

Meist ist das Rezidiv in bildgebenden Untersuchungen wie Ultraschall, CT, MRT oder Szintigramm nicht zu sehen, sodass unklar bleibt, wo genau sich der verbleibende Krebs im Körper befindet. Dann muss mit Wahrscheinlichkeiten gearbeitet werden. Hier hilft die sogenannte PSA-Verdopplungszeit, um die Dynamik eines PSA-Anstiegs nach kurativer Therapie zu beurteilen.

Wissen aus der Praxis

Zur Bestimmung der PSA-Verdopplungszeit werden zwei oder mehr PSA-Werte im Abstand von mindestens drei Monaten benötigt. Bei einer langen PSA-Verdopplungszeit von über zwölf Monaten, einem Gleason-Score kleiner 8 und einem späten Wiederauftreten der Erkrankung nach mehr als 18 Monaten ist eher von einem lokalen Geschehen in der Prostataloge auszugehen (sogenanntes Lokalrezidiv). Eine Verdopplungszeit unter sechs bis zwölf Monaten spricht für eine schlechtere Prognose. Internetgestützte Programme helfen bei der Berechnung: *www.auo.or.at/psa/de/*

168 Welche Behandlungsmöglichkeiten gibt es also beim Lokalrezidiv?

Hier eine Zusammenfassung der Therapieoptionen:

Wissen aus der Praxis

Ein Rezidiv nach Operation kann beobachtet werden, wenn die PSA-Verdopplungszeit über zehn Monate liegt oder wenn das Rezidiv erst nach über zwei Jahren nach einer OP auftritt oder wenn der Ausgangs-Gleason-Wert 6 war.

Nach einer Operation kann man bestrahlen. Die Bestrahlung mit mindestens 66 Gy sollte so früh wie möglich beginnen, am besten, bevor der PSA-Wert die Schwelle von 0,5 ng/ml erreicht hat. Eine Sicherung durch Biopsie ist in diesem Fall nicht notwendig. Gute Voraussetzungen sind eine PSA-Anstiegsgeschwindigkeit < 2 ng/ml pro Jahr bzw. eine PSA-Verdopplungszeit von mehr als zwölf Monaten, ein Rezidiv mehr als zwei Jahre nach der OP, ein Gleason-Score bei der OP von höchstens 7 und kein Befall von Lymphknoten oder Samenblasen.

Nach vorausgegangener Bestrahlung ist eine Operation technisch schwierig und mit erhöhten Komplikationsraten verbunden. Vor einer geplanten Salvage-OP sollte das Rezidiv in der bestrahlten Prostata durch eine Gewebeprobe gesichert werden.

Prinzipiell ist nach jeder Art der Erstbehandlung noch eine HIFU-Therapie möglich. Die bisherigen vorläufigen Ergebnisse zeigen ähnliche Erfolgsraten wie eine Salvage-Operation.

169 Was, wenn der Krebs vor oder nach der ersten Behandlung Absiedlungen (Metastasen) bildet?

Von Metastasen spricht man, wenn Krebs sich auf nahe gelegene Lymphknoten oder auf entfernte Organe wie die Knochen ausgebreitet hat. In diesem Fall handelt es sich nicht mehr um eine lokalisierte, sondern um eine systemische Erkrankung. Prostatakarzinome in diesem Stadium können nicht geheilt werden, sind aber trotzdem behandelbar. Ziel der Behandlung ist es, den Krebs so lange wie möglich zu kontrollieren und die Lebensqualität zu erhalten. Die Intensität der Therapie richtet sich nach der Aggressivität des Tumors. Eine PSA-Verdopplungszeit von unter zehn Monaten, ein frühes PSA-Rezidiv innerhalb der ersten zwei Jahre nach einer Erstbehandlung oder ein Gleason-Score von 8 oder höher sprechen für eine aggressivere Variante. Dann ist eine zügigere Therapie im Sinne einer frühen Hormonbehandlung zu empfehlen. In allen anderen Fällen richtet sich die Behandlung nach dem Beschwerdebild, dem Allgemeinzustand, dem Therapiewunsch sowie der Lebenserwartung, die durch einen langsam wachsenden Krebs in vielen Fällen nicht eingeschränkt wird.

170 Wie funktioniert die Regulation des Testosteronhaushalts beim Mann?

Um die Prinzipien der im Folgenden beschriebenen Hormontherapien zu verstehen, benötigen Sie einige Grundkenntnisse über die Hormonregulation. Männliche Hormone werden auch als »Androgene« bezeichnet. Die wichtigsten Androgene im Körper sind Testosteron und Dihydrotestosteron (DHT). Der größte Teil davon (95 %) wird von den Hoden gebildet, aber auch die Nebennieren sowie die Prostatakrebszellen selbst können kleine Mengen an Androgenen produzieren. Die Produktion wird vom Zwischenhirn, dem Hypothalamus, gesteuert. Hier wird das Steuerungshormon

LH-RH (Luteinisierendes-Hormon-Releasing-Hormon) ausgeschüttet, was wiederum in der Hirnanhangsdrüse (Hypophyse) die Produktion eines weiteren Hormons, des Luteinisierenden Hormons (LH), ankurbelt. Schließlich stimuliert LH in den Hoden die Bildung von Testosteron. Testosteron gelangt dann über die Blutbahn in die Prostata und wird dort in seine Wirkform DHT umgewandelt. Testosteron und DHT sorgen für eine Vermehrung und ein Wachstum von Prostatazellen. Eine Rückkopplung signalisiert dem Zwischenhirn, wenn genug Testosteron vorhanden ist, und drosselt so die Nachproduktion. Damit ist der Regelkreis geschlossen.

Hormonregelkreis beim Mann

LH-RH ↑ (Hypothalamus) → LH ↑ (Hypophyse) → Testosteron ↑ (Hoden/Nebennieren) → DHT ↑ (Prostata) → LH-RH ↓

171 Muss man bei Metastasen sofort mit der Hormonentzugstherapie beginnen?

Das ist noch nicht klar. In einer großen Studie lebten Männer mit sofortiger Hormonentzugstherapie genauso lange wie Männer, bei denen erst nach drei Jahren mit der Therapie begonnen wurde. Andere Studien haben gezeigt, dass die sofortige Hormonentzugstherapie hinsichtlich der Überlebensdauer bei sehr aggressiven Tumoren einen Vorteil von einigen Monaten bringt und die verzögert behandelten Patienten häufiger Komplikationen wie Knochenbrüche oder Harnabflussstörungen hatten. Auch ältere Männer mit hohem PSA-Wert scheinen von einem sofortigen Therapiebeginn zu profitieren. Also lautet die Antwort: Eher ja!

172 Wann wird eine Hormonentzugstherapie sonst noch angewendet?

Eine Hormonentzugstherapie kommt nicht nur bei Metastasen, sondern auch in folgenden anderen Situationen zur Anwendung:

Anwendungsbereiche der Hormonentzugstherapie

- Zusammen mit der Strahlentherapie als Erstbehandlung, wenn ein erhöhtes Risiko besteht, dass der Krebs nach der Behandlung wieder auftritt
- Um vor der Bestrahlung den Krebs zu verkleinern, um die Behandlung effektiver zu machen
- Wenn sich der Krebs lokal zu weit ausgebreitet hat, um durch Operation oder Bestrahlung vollständig geheilt zu werden
- Wenn eine Operation oder Bestrahlung wegen Vorerkrankungen nicht möglich ist
- Wenn eine Operation oder Bestrahlung nicht gewünscht ist
- Wenn der Krebs nach einer Operation oder Bestrahlung bestehen bleibt oder wieder auftritt
- Wenn im Rahmen des Watchful Waiting Symptome auftreten

173 Wie wirkt eine Hormonentzugstherapie?

Eine Absenkung des Testosteronspiegels kann ein Prostatakarzinom verkleinern oder zumindest ein Fortschreiten von Prostatakrebs verhindern oder verlangsamen. Eine Heilung ist dadurch nicht möglich, weil nicht alle Karzinomzellen verschwinden. Die Wirkung hält für einen begrenzten Zeitraum von etwa zwei Jahren an, in einigen Fällen länger. Danach vermehren sich jene Tumorzellen, die auch mit geringen Hormonmengen oder komplett hormonunabhängig wachsen. Eine Hormonentzugstherapie kann auf verschiedene Arten erfolgen.

Ansatzpunkte für eine Hormonblockade

- Am Hoden: die operative Entfernung des Hodengewebes (wird nur noch selten praktiziert)
- Am Gehirn: Medikamente, die die Testosteronproduktion über Einfluss auf Steuerungshormone unterdrücken (sogenannte LH-RH-Agonisten oder LH-RH-Antagonisten)
- An den Prostatazellen: Antiandrogene, die die Testosteronwirkung an der Zelle selbst blockieren (Bicalutamid) und auch bei sehr niedrigen Blutspiegeln eine Restwirkung von Testosteron an und in der Zelle unterdrücken (Enzalutamid, Apalutamid, Darolutamid)
- An den Nebennieren: Abirateron
- Der Wirkstoff Finasterid, der den Umbau von Testosteron in DHT hemmt und den wir von der gutartigen Vergrößerung kennen, wird für die Therapie des Prostatakarzinoms nicht empfohlen.

174 Was ist eine unterbrochene (intermittierende) Hormonentzugstherapie?

Die meisten mit Hormonentzug behandelten Prostatakrebsarten werden nach einem Zeitraum von Monaten oder Jahren gegen diese Behandlung unempfindlich. Bei einer unterbrochenen Hormontherapie hofft man, durch Therapiepausen die Wirkdauer der Therapie verlängern zu können. In der behandlungsfreien Zeit treten dann auch weniger Nebenwirkungen wie verminderte Energie, sexuelle

Probleme und Hitzewallungen auf. Es gibt zwei Vorgehensweisen bei der intermittierenden Therapie: Bei einer Strategie werden die Zeiträume festgelegt – zum Beispiel sechs Monate mit Therapie, gefolgt von sechs Monaten Pause. Bei dem anderen Vorgehen wird die Behandlung unterbrochen, sobald der PSA auf ein niedriges Niveau abfällt. Beispielsweise sollte im metastasierten Stadium der PSA-Wert vor der Therapiepause mindestens unter 4 ng/ml gesunken sein. Wenn der PSA-Spiegel dann wieder deutlich zu steigen beginnt, wird die Hormonblockade erneut gestartet. Derzeit liegen noch keine Langzeit-Vergleichsdaten mit der kontinuierlichen Hormonentzugstherapie vor.

175 Was ist die »Drei-Monats-Spritze«?

Diese Form der Hormonentzugstherapie wird durch sogenannte LH-RH-Agonisten durchgeführt. Die Mittel werden als Flüssigkeit oder kleine Implantate unter die Haut gespritzt. Sie werden in der Regel alle drei Monate verabreicht. Beim Einsatz von LH-RH-Agonisten werden die Hormonrezeptoren an der Hypophyse mit von außen zugeführtem LH-RH dauerhaft besetzt. Dadurch wird verhindert, dass das körpereigene LH-RH seine Wirkung an der Hypophyse entfalten kann. Vergegenwärtigen Sie sich nochmals den Regelkreis der Hormone aus Frage 170. Wenn LH-RH-Agonisten zum ersten Mal verabreicht werden, steigen die Testosteronspiegel in den ersten zehn Tagen der Behandlung an (»Flare-up«), bevor sie auf sehr niedrige Werte fallen. Dieses Aufflackern kann vermieden werden, indem man die Wirkung von Testosteron an den Prostatazellen blockiert. Hierzu werden zu Beginn der Behandlung parallel einige Wochen lang Antiandrogene als Tabletten verabreicht (siehe Frage 177).

176 Was ist die »Monatsspritze«?

LH-RH-Antagonisten funktionieren wie die LH-RH-Agonisten, blockieren aber die Rezeptoren an der Hypophyse direkt und senken dadurch den Testosteronspiegel schneller. Sie verursachen kein »Flare-up« wie die LH-RH-Agonisten. Der in Deutschland verfügbare Wirkstoff heißt Degarelix. Er wird als monatliche Injektion unter die Haut gegeben. Es gibt Hinweise darauf, dass Antagonisten bei Patienten mit Herz-Kreislauf-Erkrankungen vorteilhafter sind.

177 Was sind Antiandrogene?

Damit die meisten Prostatakrebszellen wachsen können, müssen sich die Androgene an einen Rezeptor an der Prostatakrebszelle binden. Antiandrogene sind Wirkstoffe, die diese Rezeptoren blockieren. Sie sind dann gut wirksam, wenn der Tumor noch keine oder nur wenige Metastasen gebildet hat. Bei einem PSA-Wert über 500 ng/ml sollten sie nicht als alleinige Therapie eingesetzt werden. Der gängigste Wirkstoff aus dieser Gruppe heißt Bicalutamid. Er wird täglich als Tablette eingenommen. Antiandrogene haben weniger sexuelle Nebenwirkungen als LH-RH-Agonisten und -Antagonisten, da die Blutspiegel der Hormone Testosteron und DHT nicht wesentlich beeinflusst werden. Bei jedem fünften Mann kommt es zu Potenzstörungen. Eine Brustschwellung (Gynäkomastie) tritt in 70 % der Fälle auf. Neuere Wirkstoffe aus dieser Gruppe heißen Enzalutamid, Apalutamid und Darolutamid. Sie werden jedoch zu einem anderen Zeitpunkt der Krebserkrankung eingesetzt (siehe Frage 180).

178 Was bedeutet eine komplette Androgenblockade?

Bei einer kompletten Androgenblockade wird ein LH-RH-Agonist oder -Antagonist als Spritze mit einem Antiandrogen als Tablette kombiniert, um sowohl die Hormonproduktion in den Hoden als auch die Wirkung der Androgene aus den Nebennieren und die Wirkung an den Tumorzellen zu unterdrücken. Laut Studien gibt es einen Überlebensvorteil von etwa drei Monaten für Patienten unter kompletter Androgenblockade.

179 Was passiert, wenn der Tumor hormonunabhängig wächst?

Spätestens nach drei bis vier Jahren Hormonentzugstherapie sind fast alle Zellen hormonunabhängig. Dieser Zeitraum kann von Mann zu Mann etwas variieren. Wenn der Tumor dann trotz eines niedrigen Testosteronspiegels weiterwächst, so ernährt er sich von den geringen Mengen Androgenen aus den Nebennieren und der Prostata bzw. aus dem Tumor selbst. Hier gibt es seit einigen Jahren neue therapeutische Ansatzpunkte.

Begriffe zur Hormontherapie

Um das Ansprechen von Prostatakrebs auf die Hormontherapien zu beschreiben, werden häufig folgende Kürzel verwendet:

nm = nicht-metastasiert
m = metastasiert
hs = hormonsensitiv (spricht noch auf die Hormontherapie an)
cr = kastrationsresistent (wächst trotz Standard-Hormonentzugstherapie)
hr = hormonrefraktär (wächst trotz »neuer« Hormonentzugstherapie)
PC = Prostatakrebs

mhsPC wäre z. B. ein metastasierter Prostatakrebs, der auf die Hormontherapie anspricht.

180 Was sind »neue Antiandrogene«?

Die Medikamente Enzalutamid (Xtandi®), Apalutamid (Erleada®) und Darolutamid (Nubeqa®) bezeichnet man als »neue Antiandrogene«. Alle diese Medikamente können bei Männern mit Prostatakrebs hilfreich sein, der noch keine Metastasen gebildet hat, aber nicht mehr auf die Standard-Hormontherapie anspricht (nmcrPC). Enzalutamid kann zudem auch bei kastrationsresistentem Prostatakrebs mit Metastasen angewendet werden (mcrPC). Enzalutamid blockiert nicht nur die Bindung von Androgenen am Rezeptor, sondern auch weitere Signalwege innerhalb der Zelle. Die Lebensverlängerung bei mcrPC betrug in Studien 2,3 Monate. Diese Medikamente werden jeden Tag als Tabletten eingenommen.

181 Wie kann man die Hormone aus den Nebennieren bremsen?

Auch Zellen in den Nebennieren und die Prostatakrebszellen selbst können Androgene produzieren, die das Krebswachstum ankurbeln können. Tumorzellen lernen mit der Zeit, auch mit sehr geringen Mengen von Androgenen zu wachsen oder diese sogar selbst zu produzieren. Die Nebennieren haben einen Anteil von etwa 5 % an der Testosteronproduktion. Das Medikament Abirateron (Zytiga®) blockiert ein Enzym namens CYP17 und hindert so die Zellen in den Nebennieren daran, Androgene zu bilden. Bei kastrationsresistentem Prostatakrebs mit Metastasen (mcrPC) leben Patienten unter Abirateron 4,4 Monate länger, und auch die subjektiven Beschwerden werden gelindert. Das Medikament wird jeden Tag in Tablettenform eingenommen. Die Testosteronproduktion in den Hoden wird dabei nicht stark genug unterdrückt; daher müssen betroffene Männer die Standard-Hormonentzugstherapie fortsetzen. Abirateron ist generell besser verträglich als eine Chemotherapie. Es kann als Nebenwirkungen Harnwegsinfektionen, Bluthochdruck,

Kaliummangel und Flüssigkeitsansammlungen im Körper verursachen sowie die Herz- und Leberfunktion beeinträchtigen. Da Abirateron auch den Spiegel einiger anderer Hormone senkt, muss während der Behandlung unbedingt das Kortikosteroid Prednison eingenommen werden.

Hier eine Zusammenfassung der verfügbaren Medikamente:

Aktuell zugelassene Therapien bei fortgeschrittenem Prostatakrebs

nmcrPC:	Enzalutamid, Apalutamid, Darolutamid
mcrPC:	Enzalutamid, Abirateron, Docetaxel (Chemo)
mhsPC:	Apalutamid, Abirateron, Docetaxel (Chemo)

182 Welche Nebenwirkungen hat eine Hormonentzugstherapie?

Viele! Eine Hormonentzugstherapie kann deutliche Auswirkungen auf die Lebensqualität haben.

Kurzfristig können meist harmlose Probleme an der Einstichstelle wie Schmerzen, Rötungen und Schwellungen auftreten. Langfristig kommen nach spätestens vier Monaten bei fast allen Männern störende Hitzewallungen durchschnittlich zwölfmal pro Tag zustande. Dies passiert, weil der Hypothalamus durch die Hormontherapie »verwirrt« ist und Probleme mit der Regulation der Körpertemperatur hat. Im Laufe der Zeit nimmt die Rate der Hitzewallungen meist etwas ab. Wegen der fehlenden Testosteronwirkung beklagen fast alle Männer ein reduziertes sexuelles Verlangen mit Erektionsstörungen und eine Verkleinerung von Hoden und Penis. Meist sind ein Wachstum und eine vermehrte Empfindlichkeit des Brustgewebes (Gynäkomastie) zu verzeichnen, ebenso ein Verlust von Muskelmasse bei gleichzeitiger Gewichtszunahme. Da es auch im Gehirn Testosteronrezeptoren gibt, können depressive Verstimmungen und Gedächtnisstörungen auftreten. Selbst das Demenzrisiko scheint verdoppelt. Es kann mit zunehmender Therapiedauer zu einer Knochenverdünnung (Osteoporose) bis hin zu Knochenbrüchen kommen. Jeder zweite Mann bekommt erhöhte Blutfettwerte, erhöhte Blutzuckerwerte und eine verminderte Anzahl roter Blutkörperchen (Anämie). Wenn auch nicht alle, so haben doch einige Untersuchungen gezeigt, dass das Risiko für Bluthochdruck, Schlaganfall, Herzinfarkt und sogar den Tod durch Herzerkrankungen bei Männern über 65 Jahren, die mit Hormontherapie behandelt werden, erhöht ist.

183 Kann man die Nebenwirkungen der Hormontherapie verhindern oder behandeln?

Ja! Jedes einzelne der beschriebenen Symptome kann zu einer Einschränkung der Lebensqualität führen und sollte gezielt behandelt werden.

Wissen aus der Praxis

Um eine Osteoporose zu verhindern und zu behandeln, helfen mindestens 1000 mg Kalzium pro Tag und 400 Einheiten Vitamin D pro Tag. Nikotinverzicht ist wichtig, da Rauchen die Festigkeit der Knochen verringert. Gegen Muskelabbau, Gewichtszunahme, verminderte Knochendichte und Müdigkeit helfen eine Regulierung der Kalorienzufuhr und körperliches Training. 20–30 Minuten pro Tag mindestens drei- bis viermal pro Woche werden empfohlen. Hitzewallungen können durch die Behandlung mit bestimmten Antidepressiva und Pflanzenmitteln eingedämmt werden. Sehr wirksam gegen Hitzewallungen scheint auch Akupunktur zu sein. Eine kurze Bestrahlung der Brustdrüsen vor Behandlungsbeginn kann helfen, der Vergrößerung und Überempfindlichkeit vorzubeugen. In Einzelfällen muss bei Blutarmut der Wachstumsfaktor Erythropoetin gegeben oder Blut transfundiert werden. Bei auftretenden Depressionen sollten eine psychologische Beratung und gegebenenfalls medikamentöse Therapie eingeleitet werden. Eine Erektion kann meist nur unter Zuhilfenahme von Hilfsmitteln erzeugt werden (siehe Frage 145). Dies ist aber aufgrund der fehlenden Libido meist nicht gewünscht.

184 Gibt es auch eine Chemotherapie gegen Prostatakrebs?

Ja! Eine Chemotherapie wird dann eingesetzt, wenn der Krebs Metastasen bildet oder nicht mehr auf die Hormonentzugstherapie anspricht. Eine Chemotherapie kann das Wachstum des Krebses verlangsamen und auch die Symptome verringern. Die Wirkung beruht auf einer Blockierung der Zellteilung aller schnell wachsenden Zellen im Körper. Neuere Studien haben gezeigt, dass eine Chemotherapie auch lebensverlängernd sein kann, wenn sie im Falle von Metastasen bereits zu Therapiebeginn oder innerhalb der ersten vier Monate zusammen mit der Hormontherapie verabreicht wird. Das Sterberisiko für die nächsten zwei Jahre wird so um 20–30 % reduziert. Bei Prostatakrebs werden Einzelsubstanzen verwendet. In den meisten Fällen ist Docetaxel das erste verabreichte Chemo-Medikament in Kombination mit dem Steroid-Medikament Prednison als Tablette. Wenn dies nicht (mehr) funktioniert, wird häufig als alternatives Chemotherapeutikum Cabazitaxel gegeben.

185 Wie wird eine Chemotherapie durchgeführt?

Chemotherapien gegen Prostatakrebs werden typischerweise als etwa einstündige Infusion in die Blutbahn gegeben. Oft wird hierzu ein spezielles venöses Zugangssystem (Port) in eine Vene am Arm oder in der Nähe des Schlüsselbeins angelegt. Die Medikamente wandern dann durch den Blutkreislauf und erreichen die Krebszellen in den meisten Teilen des Körpers. Die Verabreichung kann ambulant erfolgen. Das übliche Therapieschema bei Docetaxel umfasst sechs Zyklen im Abstand von jeweils drei Wochen. Die Standard-Dosierung ist 75 mg/m^2 Körperoberfläche.

186 Was sind die Nebenwirkungen einer Chemotherapie?

Chemotherapie-Medikamente greifen ungezielt alle Zellen an, die sich rasch vermehren. Neben Krebszellen teilen sich auch andere Zellen im Körper schnell, beispielsweise in der Darmschleimhaut, in den Haarwurzeln oder im Knochenmark, wo neue Blutzellen gebildet werden. Bei etwa jedem dritten Patienten ist nach circa zehn Tagen eine Abnahme der weißen und roten Blutkörperchen sowie der Blutplättchen mit Blutarmut (Anämie) und entsprechender Anfälligkeit für Infektionen und Blutungen zu verzeichnen. Übelkeit, Erbrechen, Appetitverlust und Durchfall treten in bis zu 30 % der Fälle auf. Hier wird eine begleitende Gabe von Kortison empfohlen. Haarausfall beklagen zwei Drittel der behandelten Männer. Die Haare wachsen jedoch etwa zwei Monate nach der Chemotherapie wieder nach. Müdigkeit und Erschöpfung berichtet jeder zweite, Schmerzen und Taubheitsgefühl an Händen und Füßen jeder fünfte Patient. Diese Nebenwirkungen verschwinden normalerweise nach Abschluss der Behandlung. Docetaxel und Cabazitaxel verursachen manchmal schwere allergische Reaktionen. Vor jeder Behandlung werden sicherheitshalber Medikamente verabreicht, um dies zu verhindern.

187 Welche Sofort-Therapie (Erstlinie) empfiehlt sich bei metastasiertem Prostatakrebs?

Wenn bereits bei Erstdiagnose von Prostatakrebs Metastasen vorliegen, so war früher der alleinige Hormonentzug die Therapie der ersten Wahl. Heute wird aufgrund einer besseren Wirksamkeit mit längerem Gesamtüberleben oft schon in der ersten Therapielinie eine kombinierte Behandlung empfohlen. Die Vorteile treten umso stärker hervor, je mehr Metastasen zu Therapiebeginn bestehen. Der frühe Einsatz der Chemotherapie in Kombination mit der Hormonentzugstherapie zeigt im metastasierten Stadium laut Studien einen Überlebensvorteil von über einem Jahr. Bei gutem Gesundheitszustand kann also beim mhsPC eine Chemotherapie mit Docetaxel oder eine medikamentöse Therapie mit Abirateron gegeben werden.

188 Und in der Zweit- und Drittlinientherapie?

Nach einer Chemotherapie mit Docetaxel stehen als Therapieoptionen mit Abirateron oder Enzalutamid zwei Medikamente in Tablettenform sowie mit Cabazitaxel eine weitere Chemotherapie zur Verfügung.

Die genaue Reihenfolge und Kombination der Medikamente im metastasierten und/oder kastrationsresistenten Stadium steht noch nicht endgültig fest und ist Gegenstand ständiger Untersuchungen. Es gibt allerdings Hinweise, dass Enzalutamid nach einer Therapie mit Abirateron nicht mehr so gut wirkt. Eine Dreierkombination aus Hormontherapie + Abirateron oder Enzalutamid + Chemotherapie ist derzeit nicht zugelassen.

Hier nochmals eine Übersicht über die Therapieoptionen in den verschiedenen fortgeschrittenen Krankheitsstadien:

Zusammenfassung »Fortgeschrittener Prostatakrebs«: Welche Behandlung für wen?

- Ein lokal fortgeschrittenes Karzinom (T3) kann operiert werden. Etwa die Hälfte der operierten Patienten benötigt danach eine zusätzliche Bestrahlung. Alternativ kann primär eine Bestrahlung plus Hormontherapie erfolgen.
- Organüberschreitende Tumore (T4) sind für eine OP in der Regel nicht geeignet.
- Lokal fortgeschrittene Tumore können bei eingeschränktem Allgemeinzustand beobachtet und nur bei Bedarf behandelt werden (Watchful Waiting und Palliation).
- Lokal fortgeschrittene oder metastasierte Tumore, die hormonsensibel sind, sollten zusätzlich zum Hormonentzug mit einer frühen Chemotherapie oder Abirateron oder neuen Antiandrogenen behandelt werden.
- Ist der Tumor metastasiert und kastrationsresistent, kommt eine zusätzliche Therapie mit Abirateron oder Enzalutamid oder eine Chemotherapie mit Docetaxel in Betracht.
- Ist der Tumor kastrationsresistent und zeigt ausschließlich Knochenmetastasen, so kann eine Therapie mit dem Radionuklid Radium-223 erwogen werden (siehe Frage 189).
- Ist der Tumor nicht metastasiert, aber kastrationsresistent, stehen die Medikamente Enzalutamid, Darolutamid oder Apalutamid zur Verfügung.
- Patienten mit steigendem PSA, aber ohne Beschwerden und ohne nachweisbare Metastasen, kann Abirateron oder Enzalutamid oder Chemotherapie mit Docetaxel angeboten werden.
- Bei einem schlechten Allgemeinzustand des Patienten sollten bei metastasierten, kastrationsresistenten Tumoren nur die Symptome behandelt werden (»Best Supportive Care«).

189 Gibt es eine gezielte Strahlentherapie speziell für Knochenmetastasen?

Ja! Das kalziumähnliche Radionuklid Radium-223 (Xofigo®) lagert sich an Knochenmetastasen an und kann so die Krebszellen in den Knochen bestrahlen. Die Therapie ist nur für Knochenmetastasen zugelassen. Sie darf nicht eingesetzt werden, wenn Metastasen in anderen Organen bestehen. Es können eine Lebensverlängerung von drei Monaten und eine Verzögerung von Beschwerden erreicht werden. Die Behandlung besteht aus sechs Spritzen im Abstand von mehreren Wochen in einem nuklearmedizinischen Institut. Typische Nebenwirkungen sind Blutbildveränderungen wegen einer Strahlenbelastung des Knochenmarks sowie Übelkeit, Erbrechen und Durchfall. Eine gleichzeitige Therapie von Radium-223 mit Abirateron ist nicht mehr zulässig, da unter dieser Kombination vermehrt Knochenbrüche und Todesfälle verzeichnet wurden.

190 Was tun bei Schmerzen durch Knochenabsiedlungen?

Wenn Metastasen auftreten, so streut Prostatakrebs in vier von fünf Fällen in die Knochen. Die Tumorzellen gelangen über die Blutbahn ins Knochenmark und greifen nachfolgend die Knochensubstanz an. Die Folgen können Schmerzen und spontane Knochenbrüche sein, im ungünstigsten Fall sogar mit Einengung des Rückenmarks. Eine Strahlentherapie einzelner begrenzter Knochenherde kann bei acht von zehn Männern helfen, den Knochen zu stabilisieren und die Schmerzen für etwa sechs Monate zu lindern. Bei zahlreichen Knochenmetastasen werden sogenannte Radionuklide als Infusion verabreicht, was bei sieben von zehn Männern zu einer Linderung über zwei bis vier Monate führt. Solche Radiopharmazeutika sind Strontium-89, Samarium-153 und das bereits erwähnte Radium-223 (Xofigo®). Bei Knochenbrüchen kann auch eine Operation zur Stabilisierung eines schmerzhaften kollabierten Knochens durchgeführt werden.

191 Kann man die Knochen auch medikamentös stabilisieren?

Ja! Sogenannte Bisphosphonate sind Medikamente, die knochenabbauende Zellen (Osteoklasten) verlangsamen. Sie werden auch bei Osteoporose eingesetzt. Der Wirkstoff Zoledronsäure (Zometa®) wird als monatliche Infusion gegeben. Bisphosphonate dienen zur Linderung von Schmerzen und zur Verzögerung und Verhinderung von Knochenbrüchen. Dies gelingt bei jedem dritten Mann. An Nebenwirkungen können Nierenprobleme auftreten. Eine seltene, aber schwerwiegende Komplikation ist die sogenannte Osteonekrose des Kiefers. Dabei verliert ein Teil des Kieferknochens seine Blutversorgung und stirbt ab. Bevor mit der Gabe eines Bisphosphonats begonnen wird, muss daher eine zahnärztliche Untersuchung und Sanierung erfolgen. Ähnlich wie Bisphosphonate blockiert auch das Mittel Denosumab (Xgeva®) die Osteoklasten, jedoch auf andere Weise. Dieses Medikament wird alle vier Wochen unter die Haut gespritzt. Es kann ebenfalls Kiefernekrosen verursachen. Männern, denen diese Medikamente verabreicht werden, wird zusätzlich die Einnahme von Kalzium und Vitamin D empfohlen.

192 Hilft Kortison?

Ja! Einige Studien legen nahe, dass Medikamente wie Prednison und Dexamethason zur Linderung von Knochenschmerzen beitragen können. Solche Kortikosteroide können in Einzelfällen sogar helfen, Müdigkeit zu beheben, den Appetit zu verbessern, die PSA-Werte zu senken und das Fortschreiten der Erkrankung zu beeinflussen.

193

Wie funktioniert eine Schmerztherapie?

Prostatakrebs mit Knochenabsiedlungen kann schmerzhaft sein. Es gibt aber gut wirksame Schmerzmittel als Tabletten, Pflaster oder Spritzen, die nach einem festgelegten Stufenschema eingesetzt werden: beginnend mit Schmerzmitteln, die keine Opioide enthalten, über schwache Opioide bis hin zu stark wirksamen Morphium-Präparaten. Schmerzmittel wirken dann am besten, wenn sie regelmäßig und ausreichend dosiert eingenommen werden. Oft sind begleitende Medikamente wie Antidepressiva und Abführmittel sinnvoll und notwendig.

194

Was bringt Naturheilkunde bei Prostatakrebs?

Es liegen keine Studiendaten vor, die einen positiven Einfluss komplementärmedizinischer Verfahren auf Verlauf oder Heilung von Prostatakrebs bewiesen hätten.

195

Gibt es Immuntherapien gegen Prostatakrebs?

Noch nicht! Aber es gibt vielversprechende Ansätze. Ähnlich wie bei einer Impfung wird versucht, das körpereigene Immunsystem gegen Oberflächenmerkmale des Tumors zu aktivieren. Der Krebsimpfstoff Sipuleucel-T (Provenge®) war bis zur Insolvenz des Herstellers in Amerika verfügbar, aber in Europa nicht zugelassen. Krebszellen verwenden manchmal Kontrollpunkte, um das Immunsystem davon abzuhalten, sie anzugreifen. Medikamente, die auf diese Kontrollpunkte abzielen, werden als Checkpoint-Inhibitoren bezeichnet. Das Medikament Pembrolizumab (Keytruda®) beispielsweise stärkt so die Immunantwort gegen die Prostatakrebszellen. Es hat bei einigen Männern vielversprechende Ergebnisse gezeigt und wird weiter untersucht.

196 Wie viel Bewegung und Sport sind erlaubt und sinnvoll?

Viel mehr, als Sie denken, und zwar in jedem Stadium der Erkrankung! War früher die Überzeugung weit verbreitet, mit einer Krebserkrankung müsse man sich schonen oder körperliche Aktivität könne sogar gefährlich sein, so ist das heute vollständig widerlegt.

Wissen aus der Praxis

Studien bestätigen, wie hilfreich Bewegung auch schon in frühen Behandlungsphasen ist, um das Herz-Kreislauf-System zu stärken und die Kraft und Beweglichkeit zu erhalten. Auch Effekte auf das Immunsystem und gegen das chronische Erschöpfungssyndrom (Fatigue) sind beschrieben, ganz abgesehen von den positiven Wirkungen auf psychischer und sozialer Ebene. Wichtig ist eine an die individuelle Situation angepasste körperliche Belastung, am besten unter professioneller Anleitung. Empfohlen werden drei Einheiten pro Woche von 60 Minuten Dauer oder fünf bis sechs Einheiten von je 30 Minuten. Dies kann sowohl Kraftsport als auch Ausdauer- oder Koordinationstraining sein.

197 Gibt es noch weitere Therapieansätze für die Zukunft?

Ja! Das Radionuklid Lutetium-177 kann sich an Prostatakrebszellen anheften und diese bestrahlen. Das Verfahren muss noch als experimentell angesehen werden.

Die als Tabletten verabreichten Wirkstoffe Rucaparib und Olaparib gehören zur Gruppe der sogenannten PARP-Inhibitoren. Solche Mittel blockieren Reparaturmechanismen in den Tumorzellen. Sie wirken allerdings nur dann, wenn im Tumorgewebe Mutationen bestimmter Gene (BRCA1/2) nachgewiesen werden können. Der Wirkstoff Olaparib wurde Ende 2020 in Deutschland zugelassen.

FOKUS PROSTATA: ANHANG

5

Quellen und Studien

Berges R: Epidemiologie des benignen Prostatasyndroms. Assoziierte Risiken und Versorgungsdaten bei deutschen Männern über 50. Der Urologe 47/2008, 141–148

Höfner K et al.: S2e-Leitlinie der Deutschen Urologen. Konservative und medikamentöse Therapie des benignen Prostatasyndroms. Der Urologe 55/2015, 184–194

Braun M et al.: Epidemiology of erectile dysfunction: results of the ›Cologne Male Survey‹. International Journal of Impotence Research 12/2000, 305–311

Rosen R et al.: Lower urinary tract symptoms and male sexual dysfunction: the multinational survey of the aging male (MSAM-7). European Urology 44/2003, 637–649

Robert Koch-Institut: Krebs in Deutschland für 2015/2016, 12. Ausgabe, Berlin 2019, Korrigierte Fassung vom 17.08.2020

EAU guidelines on prostate cancer. Edn. presented at the EAU Annual Congress Amsterdam 2020. ISBN 978-94-92671-07-3

Leitlinienprogramm Onkologie: Prostatakrebs I – Lokal begrenztes Prostatakarzinom, Berlin, 3. Auflage 2018

Leitlinienprogramm Onkologie: Prostatakrebs II – Lokal fortgeschrittenes und metastasiertes Prostatakarzinom, Berlin, 4. Auflage 2018

El-Shater Bosaily A et al.: PROMIS Group. PROMIS-Prostate MR imaging study: A paired validating cohort study evaluating the role of multiparametric MRI in men with clinical suspicion of prostate cancer. Contemporary Clinical Trials 42/2015, 26–40

Kasivisvanathan V et al.: PRECISION Study Group Collaborators. MRI-Targeted or Standard Biopsy for Prostate-Cancer Diagnosis. The New England Journal of Medicine 378/2018, 1767–1777

Bryant RJ et al.: ProtecT Study Group. The ProtecT trial: analysis of the patient cohort, baseline risk stratification and disease progression. BJU International 125(4)/2020, 506–514

Literaturtipps

Desgrandchamps F: Die Prostata – Gebrauchsanleitung. Alles über Prävention und Behandlung. München, Südwest Verlag 2019

Weißbach L, Boedefeld EA (Hg.): Prostatakrebs. Risiko – Früherkennung – Diagnose – Behandlung. München, Zuckschwerdt Verlag 2019

Hilfreiche Adressen

Bundesverband Prostatakrebs Selbsthilfe e. V. (BPS)
Thomas-Mann-Straße 40, D-53111 Bonn
Tel.: +49 228 33889-500
Beratungshotline: 0800 70 80 123
www.prostatakrebs-bps.de, info@prostatakrebs-bps.de

PatientenAkademie der Deutschen Urologen
Uerdinger Straße 64, D-40474 Düsseldorf
Tel.: +49 211/516096-13
www.entscheidungshilfe-prostatakrebs.info
akademie@dgu.de

Deutsches Register Klinischer Studien
Bundesinstitut für Arzneimittel und Medizinprodukte
Waisenhausgasse 36–38a, D-50676 Köln
Tel.: +49 228 99307-4942
www.drks.de, drks@bfarm.de

Autorenkontakt

DR. MED. CHRISTOPH PIES
www.doc-pies.de
maennercheck@doc-pies.de